Kunert · Koordination und Gleichgewicht

Christian Kunert

Koordination und Gleichgewicht

73 bewährte Übungen für eine bessere Körperbeherrschung

Limpert Verlag Wiebelsheim

Aus Gründen der besseren Lesbarkeit wurde entschieden, durchgängig die männliche (neutrale) Anredeform zu nutzen, die selbstverständlich die weibliche mit einbezieht.

Ein großer Dank geht an die beiden Models Anke und Susanne. Die Models wurden ausgestattet mit der freundlichen Unterstützung von TENGO Sporting Goods GmbH. Die Trainingsgeräte wurden bereitgestellt durch die AOK Westfalen-Lippe.

Die Ratschläge in diesem Buch sind vom Autor und dem Verlag sorgfältig erwogen und geprüft worden, dennoch kann keine Garantie übernommen werden. Eine Haftung des Autors bzw. des Verlages und seiner Beauftragten für Personen-, Sach- und Vermögensschäden ist ausgeschlossen.

Bibliografische Information der Deutschen Bibliothek
Die Deutsche Nationalbibliothek verzeichnet diese Publikation in der Deutschen Nationalbibliografie; detaillierte bibliografische Daten sind im Internet über http://dnb.d-nb.de abrufbar.

1. Auflage 2009

Fotos: Christian Barth, 12quadrat
Lektorat: Buchmenue Christian Becker, Hildesheim
Satz/DTP: Satz- & Verlagsservice Ulrich Bogun, Berlin
Druck und Verarbeitung: M.P. Media-Print Informationstechnologie GmbH, Paderborn
Printed in Germany/Imprimé en Allemagne
ISBN 978-3-7853-1776-1

Inhalt

1. Vorwort

Sport und Gesundheit werden schon länger in engem Zusammenhang betrachtet und es ist mittlerweile unstrittig, dass Bewegungsmangel einen zentralen Risikofaktor für die Gesundheit darstellt und sportliche Aktivitäten zu den wesentlichen Faktoren der Erhaltung sowie der Wiederherstellung der physischen und der psychosozialen Gesundheit gehören.

Allerdings stellt sich Gesundheit bei sportlichen Aktivitäten nicht automatisch ein. Gesundheitseffekte sind vielmehr abhängig von der Qualität der Aktivitäten bzw. von der Qualität der Interventionen.

Während die positiven gesundheitlichen Anpassungserscheinungen des Körpers auf dosierte klassische Kraft- und Ausdauerbelastungen sowie die verschiedenen Dehn- und Entspannungsmethoden ausführlich beschrieben und bekannt sind, ist die Bedeutung des Trainings der Koordination und des Gleichgewichts weit weniger bekannt, wenngleich auch umfangreich wissenschaftlich dokumentiert.

Vor diesem Hintergrund richtet sich dieses Buch an Trainer, Übungsleiter, Kursleiter und all diejenigen, die sportlich interessiert sind und versuchen, durch ihr Engagement in Sportvereinen, Gymnastikgruppen, Fitness-Studios oder ähnlichen Institutionen, dem Bewegungsmangel entgegenzuwirken und im Gegenzug die Gesundheit, die Fitness und die Kondition zu fördern. Denn gerade im Sport findet man ein vielfältiges Angebot, das sich von „A" wie „Ausdauertraining" bis „Z" wie „Zirkeltraining" erstreckt und durch die unterschiedlichsten Belastungsformen für mehr Gesundheit und Wohlbefinden sorgt.

Wichtig ist dabei, dass das eigene Training ganzheitlich angelegt ist und somit alle wichtigen Erscheinungsformen der konditionellen Fähigkeiten für die Gesundheit angesprochen werden. Hierzu zählen neben der Kraft, der Ausdauer, der Beweglichkeitsförderung und der Entspannung vor allem auch die Bereiche der Förderung der Koordination und des Gleichgewichts.

Doch gerade diesen beiden Bereichen – Koordination und Gleichgewicht – wird in der Sportpraxis noch immer viel zu wenig Beachtung geschenkt. Die Ursachen hierfür sind ganz unterschiedlich: Mal fehlt es dem Kursleiter/Trainer in seiner Übungseinheit an Zeit oder die Schwerpunkte des Trainings liegen in anderen Bereichen. Häufig sind aber auch die unterschiedlichen und teilweise missverständlichen Definitionen der zentralen Begriffe mitverantwortlich für den zurückhaltenden Einsatz in der Praxis: Sensomotorik, Propriozeption, Kinästhesie oder Haltungs- und Bewegungskontrolle sind nur einige der Begriffe, die eher zur Verwirrung von Trainierenden und Trainern beitragen und bei den Praktikern vor Ort Unsicherheiten und Fragen hervorrufen.

In diesem Zusammenhang bietet der Theorieteil mit seinen Erläuterungen Hilfestellungen an, die den Einsatz des Koordinations- und Gleichgewichtstrainings in der Praxis vorbereiten und erleichtern sollen.

Dieses Buch hat zum Ziel, im theoretischen Teil klare Definitionen vorzugeben. Zugleich wird der Stellenwert des Koordinations- und Gleichgewichtstrainings für Gesundheit und Wohlbefinden erläutert. Darüber hinaus sollen methodische Hinweise Trainern und Übungsleitern ermöglichen, die Theorie erfolgreich in die Praxis umzusetzen.

Im Anschluss daran beschreibt der praktische Teil Übungsformen zum Training der Koordination und des Gleichgewichts. Dabei wird zunächst ein Grundlagentraining vorgestellt, welches die Voraussetzung zur Umsetzung des eigentlichen Koordinationstrainings bildet.

Darauf folgen Übungsformen mit verschiedenen Materialien, welche die Koordination und das Gleichgewicht fördern. Die Darstellung von Partnerübungen rundet den Praxisteil ab.

Abschließend muss betont werden, dass sich die praktischen Inhalte dieses Buches an gesunde Personen richten und keinerlei medizinischen oder therapeutischen Anspruch haben.

Dortmund, im Frühjahr 2009 Christian Kunert

2. Theoretische Einleitung

2.1 Gesundheitssport

2.1.1 Definition

Bei vielen Befragungen geben Sporttreibende und jene, die wieder oder erstmal Sport treiben wollen, als eines der Hauptmotive für Bewegung in der Freizeit an, etwas für Ihre Gesundheit tun zu wollen. Aussagen, wie „ich will nicht so schnell aus der Puste sein", „ich möchte abnehmen" oder „ich möchte meine Figur verbessern" sind nur einige Beispiele hierfür. Dabei werden Sport und Bewegung automatisch mit Gesundheitsförderung gleichgesetzt, denn mittlerweile ist es in den Medien unstrittig, dass Bewegungsmangel einer der Hauptrisikofaktoren für das Auftreten der bekannten Zivilisationskrankheiten, wie z.B. Rückenschmerzen oder Bluthochdruck, ist.

Doch nicht jede Art von Sport bringt gleichermaßen positive Effekte für die Gesundheit. Zudem stellt sich diese auch nicht automatisch ein, wenn man trainiert. Gesundheitseffekte sind vielmehr abhängig von der Qualität der Aktivitäten bzw. von der Qualität der Interventionen. Demnach werden verschiedene Qualitäten des Sporttreibens unterschieden, die – zugegeben – auch gesundheitliche Wirkungen haben können, aber aufgrund ihrer Zielrichtung nicht dem Gesundheitssport zuzuordnen sind.

Da wäre zunächst der wettkampforientierte Sport zu nennen. Hier stehen Leistungssteigerung und Leistungsvergleich im Vordergrund. Gesundheit ist hier – wenn überhaupt – nur eine Begleiterscheinung und kein primäres Ziel. Zwar haben die Trainingsinhalte, je nach Sportart, gesundheitliche Aspekte (so werden die konditionellen Fähigkeiten Ausdauer, Kraft, Beweglichkeit und/oder Koordination in unterschiedlichen und sportartspezifischen Gewichtungen trainiert), aber die zu leistenden Trainingsumfänge und -belastungen stehen für den Trainierenden oft in keinem Verhältnis dazu.

Sogar das Gegenteil ist häufig der Fall: Zum Zwecke der Leistungssteigerung und des Leistungsvergleichs im Wettkampf werden bewusst Verletzungen bzw. gesundheitliche Beeinträchtigungen in Kauf genommen. Darüber hinaus können die sportartspezifisch hohen Belastungen auch zu Folge- und Spätschäden am Bewegungsapparat führen.

Eine weitere Erscheinungsform von Bewegung und Sport sind Fitness- und Wellnessaktivitäten. Hierzu zählen z.B. Aerobic- oder Entspannungskurse. Diese beinhalten zwar immer auch Teilaspekte des Gesundheitssportes und aufgrund der fehlenden Wettkampf- und Leistungsorientierung ist ein gewisser gesundheitlicher Anspruch zu finden, doch in der Regel sind die Belastungsstrukturen einseitig orientiert und beziehen sich auf ein oder maximal zwei der konditionellen Fähigkeiten. Doch gerade die Ganzheitlichkeit der Trainingsinhalte sowie ein ausgewogenes Verhältnis der einzelnen Bereiche zueinander sind es, die den Gesundheitssport ausmachen.

Vor dem Hintergrund eines komplexen Gesundheitsverständnisses jedoch können sowohl Wettkampfsportarten als auch Fitness- bzw. Wellnessaktivitäten unter bestimmten Voraussetzungen ebenfalls als „gesund" gelten. So erfahren Kinder und Erwachsene in ihren Wettkampfmannschaften soziale Einbindung und können sich austauschen. Sportler lernen ihren Körper neu kennen und fühlen sich nach dem Training bzw. Wettkampf einfach wohl.

Gesundheitssport wird an dieser Stelle wie folgt definiert:

Gesundheitssport:

Gesundheitssport umfasst ganzheitlich orientierte Bewegungsangebote zur Reduzierung von Bewegungsmangel sowie zur Vermeidung von gesundheitlichen Risikofaktoren, welche im Rahmen des subjektiven Wohlbefindens ausgewogen auf den Erhalt und die Verbesserung der konditionellen Fähigkeiten (Koordination, Kraft, Ausdauer und Beweglichkeit) sowie die Verbesserung der psychosozialen Gesundheitsressourcen abzielen und dabei Raum zur Entspannung bieten.

2.1.2 Inhalte

Als Inhalte lassen sich physische und psychische Komponenten unterscheiden.

Zu den physischen Inhalten zählt das Training der konditionellen Fähigkeiten in Kombination mit einem ausreichenden Maß an Entspannung.

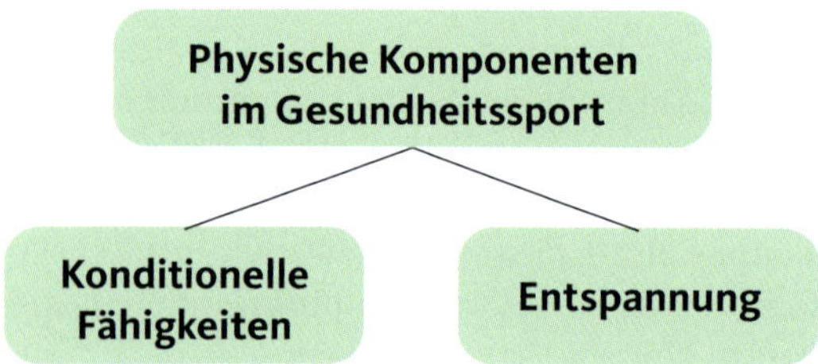

Abb. 1: Physische Komponenten im Gesundheitssport

Die Entwicklung der physischen Komponenten bildet den praktischen Schwerpunkt des Gesundheitssports und beinhaltet folgende Erscheinungsformen:

Koordination: Das Training der Koordination ist ein wesentlicher Bestandteil im Gesundheitssport. Das ökonomische Zusammenspiel einzelner Muskelgruppen steht dabei ebenso im Blickpunkt wie die exakte Koordination von Teilbewegungen bei komplexen oder rhythmischen Bewegungsabläufen. Darüber hinaus geht es um den Erhalt bzw. die Entwicklung von Gleichgewicht und Bewegungssicherheit zur Sturz- und Verletzungsprophylaxe und somit um die kompetente Bewältigung des Alltags – wenn möglich – bis ins hohe Alter. Nähere Hinweise zur Koordination sind dem *Kapitel 2.2* zu entnehmen.

Kraft: Im Bereich der Kraft geht es einerseits um den Erhalt sowie die Verbesserung des Stütz-, Halte- und Bewegungsapparates, wobei der Rumpfmuskulatur eine besondere Bedeutung zukommt. Andererseits werden aber auch die gelenkstabilisierenden Muskelgruppen der oberen und unteren Extremitäten gekräftigt. Vor dem Hintergrund, dass dies in der Regel auch die Muskelgruppen sind, die zur Abschwächung neigen und daher vornehmlich gekräftigt werden sollen, kommt dem Training der Kraftfähigkeit im Gesundheitssport eine wesentliche Rolle zu.

Inhaltlich geht es dabei um das statische Halten bzw. dynamische Überwinden von Widerständen. Angestrebt wird ein ausgewogenes Ganzkörpertraining. Im Mittelpunkt stehen Trainingsinhalte der Kraftausdauer, die später dann gezielt und dosiert in leichten Muskelaufbau übergehen können, um individuell optimale Kraftverhältnisse zu schaffen.

Hinzu kommen die positiven Auswirkungen auf den passiven Bewegungsapparat, bei dem durch den Wechsel von Druck- und Zugbelastungen auch Auf- und Umbauprozesse in Knorpel- sowie Knochenstrukturen zu beobachten sind.

Ausdauer: Das Training der Ausdauerfähigkeit zielt vor allem auf die Förderung des Herz-Kreislauf-Systems. Hierbei werden aerobe Trainingsformen in verschiedenen Ausprägungen (Walking, Nordic Walking, Radfahren, Schwimmen) genutzt, um die Herz-Kreislauf-Arbeit sowie die Atmung zu ökonomisieren sowie den Stoffwechsel anzuregen. Dabei kommt es zu länger andauernden Beanspruchungen großer Muskelgruppen in Dauer- oder Intervallform.

Beweglichkeit: Das Training der Dehnfähigkeit zielt zum einen auf den allgemeinen Erhalt sowie die Verbesserung der Beweglichkeit. Zum anderen geht es um den Ausgleich neuromuskulärer Dysbalancen, welche immer wieder auch Ursachen vieler körperlicher Probleme oder Beschwerden sein können. Ähnlich wie beim Training der Kraftfähigkeit werden hierbei die Muskeln des Stütz-, Halte- und Bewegungsapparates gedehnt.

Entspannung: Die Entwicklung und der Erhalt der konditionellen Fähigkeiten im Gesundheitssport werden durch den Komplex der Entspannung ergänzt. Je nach Ausbildung des Übungsleiters/Trainers können hier die klassischen Elemente, wie z.B. Autogenes Training oder Progressive Muskelentspannung, zum Einsatz kommen, aber auch fernöstliche Entspannungstechniken, wie z.B. Hatha Yoga oder Tai Chi. Hinzu kommen Lockerungs- und Mobilisationsübungen sowie Atemtechniken, die allesamt auf das Lösen von psychischen Anspannungen und physischen Verspannungen abzielen.

Somit ergibt sich zusammenfassend für die Inhalte im Gesundheitssport folgendes Schaubild:

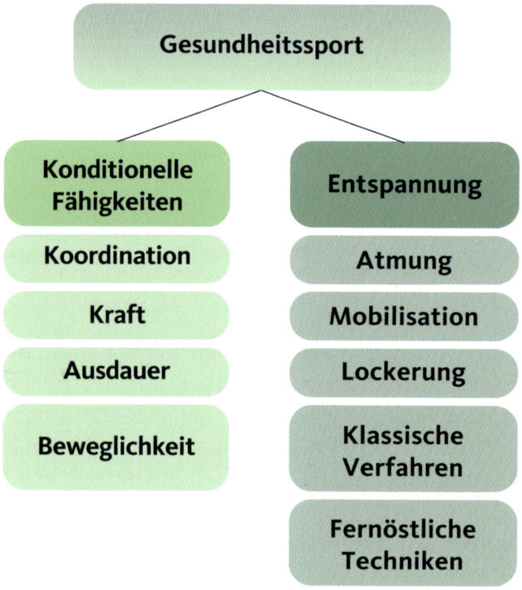

Abb. 2: Zusammenfassende Darstellung der Inhalte im Gesundheitssport

2.1.3 Ziele

Die Gesundheit des Einzelnen erfährt in allen sozialen, politischen, wirtschaftlichen und wissenschaftlichen Bereichen unserer Gesellschaft immer mehr an Aufmerksamkeit. Dabei geht es primär um Fragestellungen der allgemeinen Gesunderhaltung sowie der Verbesserung von Gesundheit in seinen sozialen, physischen und psychischen Bereichen.

Dementsprechend zielt auch die Gesundheitsförderung darauf ab, genau diese Gesundheitsressourcen anzusteuern. Dabei entfaltet die Gesundheitsförderung ihre Wirkung in drei unterschiedlichen Ausprägungsformen.

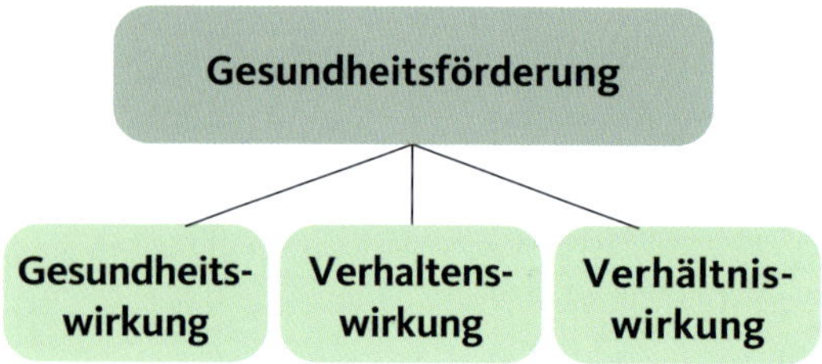

Abb. 3: Wirkweisen von Gesundheitsförderung

Die Gesundheitswirkung wird dabei zunächst einmal von den zuvor in *Kapitel 2.1.2* beschriebenen physischen Komponenten geprägt.

Neben den physischen Komponenten spielen im Gesundheitssport aber auch die psychosozialen Komponenten eine entscheidende Rolle. Dies sind all die emotionalen, kognitiven und sozialen Potentiale, die der Mensch bewusst oder unbewusst einsetzt, um seine Lebensqualität – im Rahmen von Wohlbefinden und Zufriedenheit – zu verbessern. Darüber hinaus sind sie in der Lage, bei der Bewältigung von gesundheitlichen Belastungen, wie z.B. Alltagsbelastungen, Beschwerden, Missbefinden oder sozialen Konflikten zu helfen.

Somit versetzen sie den Menschen in die Lage, seine physische und psychische Leistungsfähigkeit und damit auch sein Wohlbefinden aktiv, bewusst und eigeninitiativ zu beeinflussen und im Idealfall zu verbessern. Häufig ist auch die Verbesserung des Selbstwertgefühls und des Selbstvertrauens eng damit verknüpft.

Folgende psychosoziale Komponenten werden in diesem Kontext unterschieden:

Stimmung: Die Stimmung in ihren positiven sowie negativen Erscheinungsformen zählt zu den entscheidenden Einflussgrößen auf das emotionale Wohlbefinden. Daher ist es erforderlich, im Rahmen eines subjektiven Stimmungsmanagements die positiven Aspekte (gute Laune, Aktiviertheit, Ruhe etc.) zu verstärken sowie die negativen (Ärger, Depression etc.) zu reduzieren. Primäres Ziel sollte es dabei sein, ein ausgewogenes, stabiles Verhältnis in Form eines Stimmungsgleichgewichtes zu erreichen. Da diese Prozesse meist unbewusst ablaufen, verläuft auch die Steuerung der Stimmung häufig unterschwellig.

Wissen: Das Wissen um die korrekte Ausführung einer bestimmten Übung im Training und deren Auswirkung auf den menschlichen Körper und somit auf die Gesundheit ist ein weiterer wesentlicher Faktor im Bereich der psychosozialen Komponente. Man unterscheidet dabei zwischen Handlungs- und Effektwissen.

Das Handlungswissen bezieht sich auf die Grundlagen sportlicher Aktivitäten im Hinblick auf technische Bewegungsausführung, Belastungsdosierung oder Art und Umfang der Belastung. Das Effektwissen hingegen vermittelt Informationen über mögliche Anpassungen des Körpers auf Training und schafft ein Grundverständnis dafür, warum Sport gesund sein kann.

Körperkonzept: Jeder Mensch hat eine subjektive Wahrnehmung – zwangsläufig verbunden mit einer subjektiven Bewertung – seines eigenen Körpers in Bezug auf Aussehen und Leistungsfähigkeit.

Dabei erklärt es sich beinahe von selbst, dass Menschen mit einem positiven Körperkonzept auch generell eher positiv eingestellt sind. Dem Sport kommt dabei eine besondere Bedeutung zu, gibt er doch Gelegenheit, die hierfür notwendigen Erfolgserlebnisse bzw. positiven Körperwahrnehmungsprozesse zu schaffen.

Kompetenzerwartung: Zum selbstsicheren Umgang mit neuen oder bekannten Anforderungen des Sports sowie auch des Alltags ist es notwendig, Vertrauen in die eigenen Fähigkeiten zu entwickeln. Dies ist im Gesundheitssport besonders wichtig, da in diesem Zusammenhang kleinere gesundheitliche Probleme dazu führen können, schnell aufzugeben oder gar nicht erst zu beginnen.

Soziale Bindung: Eng mit dem Erfolg einer Gruppe im Gesundheitssport verbunden ist die Tatsache, dass jeder einzelne Teilnehmer sich in der Gruppe wohl fühlt. Dazu ist es u.a. wichtig, dass soziale Kontakte geknüpft werden und der Spaß an der Bewegung gemeinsam in einer Gruppe Gleichgesinnter erlebt wird.

Betrachtet man nun die physischen und psychosozialen Komponenten gemeinsam, so bilden sie in Bezug auf die Gesundheitswirkungen einen Rahmen um die damit einhergehenden subjektiven Wirkweisen. Hierzu zählen die Verminderung von Risikofaktoren (*s. Kapitel 2.1.4*), die Stabilisierung des allgemeinen gesundheitlichen Wohlbefindens sowie die Bewältigung von Beschwerden und Missbefinden.

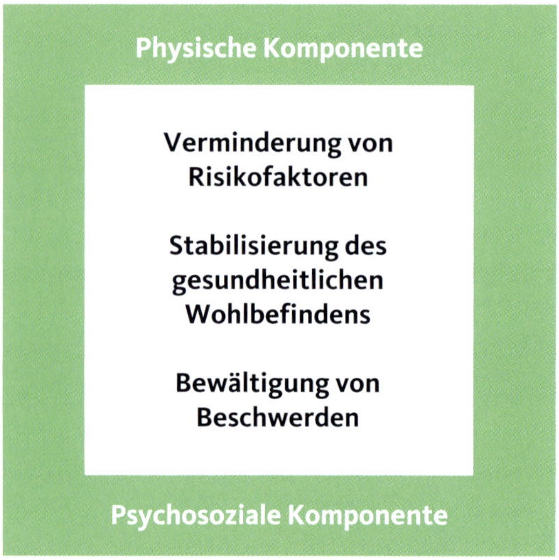

Abb. 4: Zusammenhang der Gesundheitswirkung im Rahmen der Gesundheitsförderung

In diesem Kontext stehen, kurzfristig betrachtet, die psychosozialen Komponenten in der Gesundheitsförderung im Vordergrund. Denn erst, wenn es gelingt, die Teilnehmer darüber mittel- bis langfristig an Angebote der Gesundheitsförderung zu binden, besteht die Möglichkeit, auch die physischen Komponenten, die i.d.R. einen zeitlich viel länger andauernden Prozess der Adaptation des Körpers an Trainingsreize bedeuten, erfolgreich anzusteuern.

Gesundheitsförderung wirkt also nicht nur auf die körperliche Gesundheit, sondern entfaltet seine Wirkung auch auf das Verhalten!

Dabei ist die Bindung an gesundheitssportliche Programme im Rahmen der Verhaltenswirkung zu betrachten. Es handelt sich um einen lang andauernden Prozess, der u.U. mehrere Jahre dauern kann und in verschiedene Abschnitte unterteilt wird:

Vereinfacht dargestellt ist der erste Abschnitt i.d.R. dadurch geprägt, dass das Auftreten von gesundheitlichen Beeinträchtigungen dazu nötigt, sich mit Maßnahmen der Gesundheitsförderung auseinanderzusetzen.

In der zweiten Phase betrachtet man sein eigenes bewegungsarmes Alltagsverhalten zusehends kritisch, so dass man sich verstärkt mit dem Thema Gesundheitsförderung beschäftigt und erste Vorbereitungen zur Verhaltensänderung trifft. Hierzu zählt vor allem, Informationen über mögliche Sportangebote einzuholen.

Der nächste Schritt beschreibt den eigentlichen Einstieg in gesundheitssportliche Aktivitäten und ist erstmalig geprägt durch aktives Handeln. Dabei dient dieser Schritt der Erprobung verschiedener Bewegungsmöglichkeiten.

Der abschließende vierte Abschnitt entscheidet darüber, ob der Zugang zur nachhaltigen Bindung an gesundheitssportliche Aktivitäten gelungen ist. Hierzu ist es im Wesentlichen entscheidend, dass Bewegung und Sport psychisch positiv besetzt werden und mit der Stärkung des Selbstvertrauens einhergehen, ohne dies als zusätzliche Alltagsbelastung neben Familie und/oder Beruf zu empfinden. Denn ansonsten werden sportliche Aktivitäten wieder abgebrochen und man kehrt zu seinen ursprünglichen Verhaltensmustern zurück (Drop out).

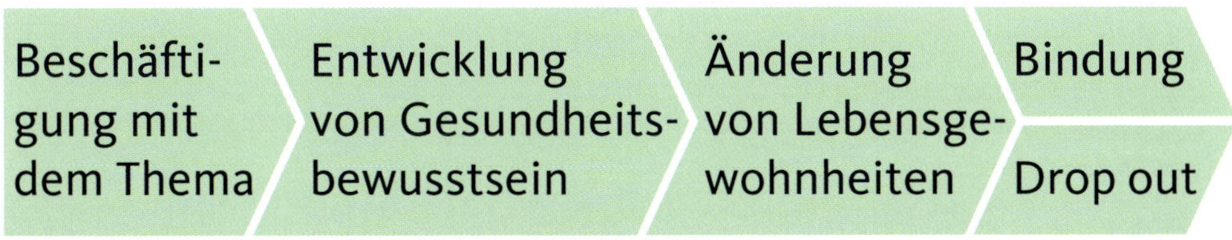

Abb. 5: Vereinfachtes Phasenmodell der Verhaltensänderung (nach: Brehm, Bös, Opper, Saam 2002)

Abgerundet wird der Wirkungsgrad der Gesundheitsförderung durch dessen Einfluss auf bestehende Verhältnisse. Diese bilden den Kontext, in dem Gesundheitsförderung durch Sport überhaupt entsteht und orientieren sich an inhaltlichen, personellen und strukturellen Eigenschaften.

Inhaltlich geht es dabei um die Schaffung qualitativ hochwertiger Angebote durch die Umsetzung von profilierten Kurskonzeptionen. Diese zeichnen sich i.d.R. dadurch aus, dass Inhalte, Methoden und Ziele sowie eine spezifische Zielgruppe im Rahmen eines Trainermanuales formuliert sind. Im Idealfall kann das Trainingskonzept darüber hinaus eine unabhängige Expertise vorweisen, welche im Zusammenhang mit der Qualitätssicherung den positiven Nutzen für die Teilnehmer wissenschaftlich dokumentiert. Leider gibt es in Deutschland bisher nur wenige solcher Programme, u.a. bei der AOK Westfalen-Lippe oder dem Deutschen Turnerbund.

Auf der personellen Ebene steht das Qualifikationsniveau des Übungsleiters/Trainers im Fokus der Betrachtung. Auf unterer Ebene bieten die Turn- und Sportverbände die Möglichkeit Übungsleiterlizenzen zu erwerben, die in verschiedenen Stufen aufeinander aufbauen. Darüber hinaus sind die staatlich anerkannten Ausbildungen im Bereich Bewegung (u.a. Sport- und Gymnastiklehrer, Physiotherapeut, Dipl.-Sportwissenschaftler, etc.) wichtige Qualifikationen im Gesundheitssport.

Abschließend sind auch die strukturellen Bedingungen für eine erfolgreiche Umsetzung von Gesundheitssport entscheidend. Dabei geht es einerseits um interne Strukturen, wie z.B. Größe und Ausstattung des Kursraumes, Kurszeiten. Andererseits sind aber vor allem externe Strukturen der Vernetzung mit geeigneten Kooperationspartnern wichtig. Hier eignen sich Ärzte, Krankenkassen, Sportvereine und weitere Dienstleister im Gesundheitssektor.

2.1.4 Risikofaktor Bewegungsmangel

Bewegungsmangel und falsche Ernährung haben in den letzten 10–15 Jahren dazu geführt, dass die deutsche Bevölkerung zu den dicksten Bevölkerungsgruppen Europas gehört.

Dabei ist Bewegungsmangel nicht nur ein soziokulturelles Erscheinungsbild, sondern vielmehr ein massiver Risikofaktor für die Gesundheit, welcher schnell weitere Risikofaktoren nach sich zieht. Hierzu zählen neben dem eigentlichen Übergewicht vor allem Bluthochdruck und muskuläre Insuffizienzen. Zudem werden mit diesen Risikofaktoren vermehrt Beschwerdebilder in Verbindung gesetzt, zu denen insbesondere Herz-Kreislauf-Erkrankungen und Erkrankungen des Muskel-Skelett-Systems gehören:

Herz-Kreislauf-System:

- Herz-Kreislauf-Krankheiten (insb. Herzinfarkte, Schlaganfälle und Krankheiten des cerebro-vaskulären Systems) gehören zu den häufigsten Todesursachen.
- In Nordrhein-Westfalen war 2002 nahezu jeder zweite Todesfall (49%) auf diese Krankheitsgruppe zurückzuführen.
- In der Kalkulation des krankheitsbedingten Verlustes an Lebensjahren durch vorzeitigen Tod stehen Krankheiten des Kreislaufsystems ebenfalls auf dem ersten Rang.
- Bei den direkten und indirekten Krankheitskosten liegen Herz-Kreislauf-Erkrankungen auf dem zweiten bzw. dritten Platz.
- Die zur Behandlung von Herz-Kreislauf-Erkrankungen verschriebenen Medikamente (u. a. Beta-Rezeptorenblocker, Calciumantagonisten) gehören zu den verordnungsstärksten Indikationsgruppen.

Muskel-Skelett-System bei Kindern und Jugendlichen:

- 40–60% der 6–12-Jährigen weisen Haltungsschwächen auf.
- 30–40% der 6–12-Jährigen weisen Koordinationsschwächen auf.
- 20–30% der 6–12-Jährigen weisen Konditionsschwächen auf.
- 20–40% der 6–12-Jährigen sind übergewichtig.

Muskel-Skelett-System bei Erwachsenen:

- Fast jeder dritte erwachsene Bundesbürger leidet ständig unter Rückenbeschwerden.
- Rückenbeschwerden sind ein häufiger Grund für Arztbesuche sowie für stationäre Behandlungen in Krankenhäusern.
- Rückenbeschwerden sind die häufigste Ursache für krankheitsbedingte betriebliche Ausfallzeiten.
- Etwa die Hälfte aller vorzeitig gestellten Rentenanträge geht auf degenerative Erkrankungen der Wirbelsäule zurück.
- Rückenerkrankungen verursachen sowohl hohe direkte Krankheitsausgaben als auch indirekte Folgekosten.

Der Bewegungsmangel ist so gravierend, dass selbst Kindern nur noch ein durchschnittlicher Bewegungszeitraum von ca. 90 Minuten/Tag zur Verfügung steht, von denen sie effektiv 45 Minuten nutzen.

Doch der menschliche Körper braucht gerade abwechslungsreiche Bewegung und dosierte Belastungsformen in ausreichendem Maß (zusätzlicher Verbrauch von mindestens 800–1000 kcal/Woche), damit die unterschiedlichen Funktionssysteme leistungsstark bleiben und den Alltagsanforderungen in Freizeit, Familie und Beruf gewachsen sind.

Zu den positiven Anpassungserscheinungen des Körpers auf gesundheitssportliche Belastungen zählen u.a.:

- Stabilisierung der Knochen durch Druck- und Zugbelastungen
- Festigung und Verdickung der Gelenkknorpel durch Bewegung
- Durchsaftung und Ernährung der Bandscheiben durch Be- und Entlastung
- Straffung, Festigung und Aufbau der Muskulatur
- Festigung des Bindegewebes, der Sehnen und Bänder
- Ökonomisierung der Atmung
- Ökonomisierung der Herz-Kreislaufaktivität
- verbesserte Sauerstoffversorgung des Körpers
- Erhöhung des Kalorienverbrauchs

2.1.5 Stellenwert des Trainings der Koordination und des Gleichgewichts im Gesundheitssport

Vor dem Hintergrund der zuvor beschriebenen Definition von Gesundheitssport, seinen Inhalten und Zielen sowie dem Bewegungsmangel als Risikofaktor für die Gesundheit, stellen Übungsformen zur Förderung der Koordination und des Gleichgewichts einen wesentlichen Bestandteil im Gesundheitssport dar.

Dabei sind sie gleichberechtigter Partner im Rahmen von Mehrsequenzen-Interventionen und stehen auf einer Ebene mit Inhalten zur Kräftigung, Förderung der Ausdauer und Beweglichkeit sowie der Entspannung.

Darüber hinaus liefern Übungen zur Förderung der Koordination und des Gleichgewichts einen großen Beitrag im Rahmen der Bewegungssicherheit und der Sturzprophylaxe. Sie sollten daher vor allem auch in diesem Kontext regelmäßig im Training berücksichtigt werden.

Viele Bewegungen des Alltags sind mehrdimensional und laufen in ihren Teilbewegungen gleichzeitig ab. Diese Teilbewegungen gilt es zu koordinieren, wobei es besonders darauf ankommt, die vielen Informationen, die im Gehirn aus den unterschiedlichen Sensoren des Körpers ankommen, auszuwerten und mit entsprechend resultierenden Bewegungen zu beantworten. Um sein Gleichgewicht zu halten und sicher die Bewegungen des Alltags meistern zu können, muss der Körper also nicht nur Veränderungen wahrnehmen, sondern auch darauf reagieren und eventuell gegensteuern können. Dabei kommt es auf eine umfangreiche Bewegungserfahrung an, die auch täglich genutzt und aufgefrischt werden muss. Denn nur wer aktiv ist und sich viel bewegt, hat ein gutes Körpergefühl und ist bewegungssicher.

Somit liefert dieses Buch mit seinen vielen praktischen Übungsbeispielen, einen wichtigen Beitrag zum Sammeln von Bewegungserfahrungen und trägt zur Bewegungssicherheit im Alltag bei.

2.2 Koordination und Gleichgewicht

Das Training von Koordination und Gleichgewicht ist ein Teilaspekt des Trainings der konditionellen Fähigkeiten.

2.2.1 Definitionen

In der Literatur werden im Zusammenhang mit den Begriffen Koordination und Gleichgewicht viele weitere Begrifflichkeiten verwendet, die dazu beitragen, dass bei den Sportpraktikern (Trainern, Übungsleitern, Sportlern) ein gewisses Maß an Unsicherheit im Umgang mit der Anwendung beider Begriffe zu beobachten ist. Sensomotorik, Haltungskontrolle oder Propriozeption sind nur einige der Begriffe, die eine eindeutige Definition und Zuordnung verlangen.

Vor diesem Hintergrund wird zunächst eine klare Definition beider Begriffe formuliert.

Gleichgewicht: Die ursprüngliche Definition des Begriffs Gleichgewicht beschreibt den Zustand eines Körpers, bei dem sich der Körperschwerpunkt über seiner Unterstützungsfläche befindet.

Dieser Ansatz ist für die Sportwissenschaft nicht ausreichend, da er mehr oder weniger von statischen Körperzuständen ausgeht und dabei die dynamischen Komponenten der Bewegung (z.B. Translation oder Rotation) außer Acht lässt.

Vielmehr beschreibt das Gleichgewicht unter Einbeziehung dynamischer Einflüsse einen permanenten Regulierungsprozess des Körpers unter besonderer Berücksichtigung der Anpassung von Bewegungsabläufen zur optimalen Erfüllung von Bewegungsaufgaben. Dabei liegt der Schwerpunkt der Regulation von Bewegungen auf der bewussten und unbewussten Wahrnehmung der eigenen Person sowie der taktilen und audiovisuellen Wahrnehmung der Umgebung, welche die Bewegungsregulation direkt beeinflussen und auf unterschiedlichen afferenten Bahnen zeitlich parallel ablaufen (= multisensorische Wahrnehmung).

Koordination: Das klassische Modell zur Definition des Begriffes Koordination geht von einem elementar-synthetischen Ansatz aus und zergliedert eine Gesamtbewegung in folgende koordinative Fähigkeiten:

- *Orientierungsfähigkeit:*
  Die Fähigkeit, sich im Raum zielorientiert zu bewegen und bei Bewegungen in Bezug auf Raum und Zeit die Orientierung zu behalten, nennt man Orientierungsfähigkeit.

- *Kopplungsfähigkeit:*
  Die Kopplungsfähigkeit beschreibt die Fähigkeit, Teilkörperbewegungen oder Einzelbewegungen zu einem flüssigen Gesamtbewegungsablauf zusammenzufügen.

- *Differenzierungsfähigkeit:*
  Einen bestimmten Bewegungsablauf sicher, ökonomisch und genau durchzuführen, wobei der dazu passende Krafteinsatz gewählt wird, nennt man Differenzierungsfähigkeit.

- *Gleichgewichtsfähigkeit:*
  Unter Gleichgewichtsfähigkeit versteht man die Fähigkeit, den Körper unter äußeren Einflüssen und dynamischen Bewegungskomponenten im Gleichgewicht zu halten oder das Gleichgewicht wieder herzustellen.

- *Rhythmusfähigkeit:*
  Die Fähigkeit, Bewegungsabläufe zeitlich-dynamisch zu gliedern, die zeitliche Struktur von Bewegungen zu erfassen, zu speichern und umzusetzen, nennt man Rhythmusfähigkeit.

- *Reaktionsfähigkeit:*
  Auf Signale oder Reize schnellstmöglich und zielgerichtet zu reagieren, nennt man Reaktionsfähigkeit.

- *Umstellungsfähigkeit:*
  Mit Umstellungsfähigkeit wird die Fähigkeit beschrieben, sich auf plötzlich auftretende Situationsveränderungen einzustellen und sein Handeln der neuen Situation entsprechend anzupassen.

Sportmotorische Tests sowie weiterführende Untersuchungen haben jedoch gezeigt, dass dieser elementar-synthetische Ansatz der Zergliederung einer Bewegung in seine Teilkomponenten keine ausreichende Erklärung dafür bietet, warum bestimmte Bewegungsanforderungen auch ohne vorheriges Training sehr gut in Bewegungsmuster umgesetzt werden können.

Demzufolge steht dem elementar-synthetischen Ansatz ein ganzheitlich-analytisches Konzept gegenüber, welches auf der Grundlage von gespeicherten erfolgreichen Bewegungsstrategien zur Lösung von Bewegungsaufgaben beruht. Dabei werden insbesondere Zeit- und Präzisionsstrategien in Abhängigkeit von Bewegungsgeschwindigkeit, Bewegungsamplitude sowie dem individuellen Fertigkeitsniveau gesetzt.

Daher gewinnt die Forderung nach einem umfassenden Sammeln von Bewegungserfahrungen, welches schon im Kindergartenalter einsetzen sollte, weiter an Bedeutung.

Neben diesen motorisch geprägten Definitionsansätzen zur Koordination spielen in der Trainingswissenschaft natürlich auch noch biologische Faktoren eine bedeutende Rolle. Auf muskulärer Ebene ist zunächst die Einteilung in intra- und intermuskuläre Koordination zu nennen.

Bei der intramuskulären Koordination handelt es sich um Prozesse, die innerhalb eines Muskels im Rahmen der Muskelkontraktion den Einsatz der Muskelfasern steuern. Dabei kommt es bei steigendem Krafteinsatz des Muskels zunächst zur Hinzunahme (= Rekrutierung) motorischer Einheiten (= Nerv-Muskel-Komplex). Ab einem Leistungsniveau von ca. 50% der Maximalkraft ist dieser Prozess nicht mehr ausreichend, so dass die Anzahl der Kontraktionsimpulse der motorischen Einheiten erhöht wird (= Frequentzierung).

Unter intermuskulärer Koordination versteht man dann das wechselseitige Mit- (= Synergismus) oder Gegeneinander (= Antagonismus) einzelner Muskeln oder ganzer Muskelgruppen während einer Bewegung. Der Einsatz und das Zusammenspiel der Muskulatur wird in diesem Zusammenhang durch die Mechanismen der Regelung (= Feedback Control) und Steuerung (= Feedforward Control) kontrolliert.

Die Regelung beschreibt dabei die motorische Kontrolle auf der Basis sensorischer Rückmeldungen während der Bewegungsausführung oder am Ende einer Bewegung. Die Steuerung hingegen ist in der motorischen Umsetzung ein zuvor festgelegter Bewegungsplan, dessen Muster innerhalb einer Bewegung abgerufen werden.

Da beide Mechanismen unterschiedliche neuronale Areale beanspruchen (Regelung = Rückenmark und Hirnstamm; Steuerung = Großhirn), können sie beim Menschen zeitlich parallel ablaufen, wobei ein ergebnisorientierter Bewegungsplan auf der Basis von Steuerung jeder Zeit durch Regelungsprozesse korrigiert werden kann.

Das Training der Koordination und des Gleichgewichts in *Kapitel 3.2* bietet hierzu eine Menge Beispiele.

2.2.2 Ziele des Trainings der Koordination und des Gleichgewichts

Mit dem Training der Koordination und des Gleichgewichts verbinden Sportler sowie Trainer die unterschiedlichsten Ziele und Wirkungen. Oft werden dabei Anpassungserscheinungen des Körpers an die verschiedenen Übungsinhalte vorausgesetzt, ohne diese wissenschaftlich reflektiert zu haben. Daher werden an dieser Stelle die häufigsten Zielrichtungen aufgegriffen und auf ihre tatsächlichen Wirkungen hin durchleuchtet.

a) **Verletzungsprophylaxe**

Eine der häufigsten Intentionen im Rahmen des Koordinations- und Gleichgewichtstrainings ist die Verletzungsprophylaxe. Dabei muss grundsätzlich zunächst zwischen allgemeiner und akuter Verletzungsprophylaxe unterschieden werden.

Die allgemeine Verletzungsprophylaxe durch ein Training der Koordination und des Gleichgewichts beruht auf einer gewonnenen Bewegungssicherheit und somit auf der Vermeidung von Unfällen oder Stürzen. Dies kann als wissenschaftlich gesichert angesehen werden und ist ausschließlich vor diesem Hintergrund zu betrachten.

Ebenso wissenschaftlich abgesichert ist es jedoch, dass eine direkt akute Verletzungsprophylaxe als Reaktion auf bestimme äußere Einflüsse (z.B. Umknicktrauma im Sprunggelenk) ausgeschlossen werden kann. Hierzu läuft der gesamte Vorgang einer Verletzung zeitlich viel zu schnell ab (ca. 35–90 ms), als dass er durch Feedback Control aufgehalten werden könnte.

Ausschließlich Mechanismen des Feedforward Control sind durch vorweggenommene Bewegungsmuster in der Lage Verletzungen vorzubeugen. Hierzu sind jedoch umfangreiche Bewegungserfahrungen erforderlich, wie sie u.a. in *Kapitel 3.2* beschrieben werden.

b) **Gelenkstabilisierung**

Aus präventiver Sicht kommt der Gelenkstabilisierung durch Training der Koordination und des Gleichgewichts eine große Bedeutung zu.

Die Anpassungserscheinungen der gelenkumgebenden Strukturen (Muskeln, Sehnen und Bänder) sind dabei ebenso positiv zu bewerten, wie es bei reinem Krafttraining zu beobachten ist. So hypertrophieren bei langfristigem und regelmäßigem Training diese Strukturen und übernehmen eine gewisse Schutzfunktion für die Gelenke.

c) **Verbesserung der muskulären Koordination**

Wie zuvor in *Kapitel 2.2.1* beschrieben, handelt es sich bei der muskulären Koordination um die Bereiche der intramuskulären und intermuskulären Koordination.

Vor allem die intermuskuläre Koordination wird verbessert, indem das Zusammenspiel einzelner Muskeln oder Muskelgruppen durch das Training der Koordination und des Gleichgewichts besser aufeinander abgestimmt wird.

Doch auch die intramuskuläre Koordination wird bei Trainingseinsteigern verbessert, indem sich der Zugriff auf die motorischen Einheiten optimiert.

d) **Verbesserung der Körperwahrnehmung**

Das Training der Koordination und des Gleichgewichts ist ein sehr intensiver Prozess, bei dem der Trainierende permanent auch „nach innen" hört. Er wird dadurch sensibler und ist in der Lage, unterschiedlichste Spannungszustände der Muskulatur zu spüren. Darüber hinaus verbessert sich die Wahrnehmung in Bezug auf den eigenen Körper. So kann z.B. besser abgeschätzt werden, welcher Krafteinsatz nötig ist, um bestimmte Bewegungsaufgaben zu lösen, wie die Stellung des Körpers oder der Gelenke im Raum ist oder welche Bewegungsrichtung umgesetzt wird.

e) **Ökonomisierung der Bewegung**

Vor allem durch das verbesserte Zusammenspiel einzelner Muskeln bzw. Muskelgruppen sowie die verbesserte Körperwahrnehmung kommt es zu einer Ökonomisierung der Gesamtbewegung. Der Einsatz der Muskulatur im Bewegungsablauf ist besser aufeinander abgestimmt, wodurch energieverschwendende Muskelkontraktionen aufgespart oder Teilkörperbewegungen reduziert werden können.

f) **Leistungssteigerung**

Alle Einzelzielsetzungen zusammen ergeben dann eine Verbesserung der motorischen Leistungsfähigkeit. Dies kann im Leistungs- und Wettkampfsport durchaus über Sieg oder Niederlage entscheiden und macht deutlich, dass Koordinations- und Gleichgewichtstraining nicht nur aus gesundheitlichen Aspekten in das Training integriert werden sollte.

2.2.3 Auswirkungen des Trainings der Koordination und des Gleichgewichts

Die Inhalte des Koordinations- und Gleichgewichtstrainings haben unterschiedliche Auswirkungen auf den Trainierenden. Diese hängen u.a. vom Trainingszustand und vom Alter ab. Dennoch lassen sich allgemeine kurz- und langfristige Adaptationen an das Training der Koordination und des Gleichgewichts erkennen, die in der nachfolgenden Tabelle beschrieben sind:

Tab. 1: Kurz- und langfristige Effekte des Koordinations- und Gleichgewichtstrainings

Kurzfristig zu erzielende Effekte	Langfristig zu erzielende Effekte
Verbesserung der Körperwahrnehmung	Steigerung der Maximalkraft
Erhöhung der Konzentration und Aufmerksamkeitsleistung	Steigerung der Explosivkraft
Steigerung der Bewegungskontrolle und Bewegungssicherheit	Erhöhung des Muskelquerschnittes
Erhöhung der Reflexaktivität	Steigerung der Bewegungspräzision
Verbesserte Bewegungskoordination	Verbesserung der Rumpf- und Gelenkstabilität
Stabilisierung des Gleichgewichts	Motorische Leistungssteigerung
Verbesserung der Alltagsmotorik	

2.2.4 Sinnvolle Integration in den Trainingsalltag

Der Erfolg des Trainings der Koordination und des Gleichgewichts hängt von seiner Umsetzung im Trainingsalltag ab. Hierbei stehen sowohl Überlegungen einer kurzfristigen Trainingsplanung (z.B. für eine Trainingseinheit), als auch mittel- bis langfristige Trainingsplanungen (z.B. Saisonvorbereitung, Saisonverlauf) im Fokus der Betrachtung. Innerhalb einer Trainingseinheit ist der ideale Zeitpunkt des Koordinations- und Gleichgewichtstrainings im Anschluss an ein intensives Aufwärmprogramm – ohne integriertes Dehnen – zu finden.

Zu diesem Zeitpunkt sind einerseits die anatomischen Strukturen gut durchblutet und der Körper auf die kommenden Belastungen vorbereitet. Zugleich sind die kontraktilen Strukturen des Bewegungsapparates nicht durch vorheriges Dehnen in ihrer Kontraktionsfähigkeit gehemmt, so dass ein optimales Potential an Kontraktionsgeschwindigkeit und somit an Bewegungssicherheit zur Verfügung steht.

Darüber hinaus sind direkt nach dem Aufwärmen noch keine Ermüdungserscheinungen durch andere konditionelle oder taktisch-technische Trainingsinhalte zu beobachten. Dies ist eine Grundvoraussetzung zur Durchführung des Koordinationstrainings. Denn die konzentrative und nervale Belastung ist in dieser Trainingsphase so intensiv, dass eine Vorermüdung nicht nur den Trainingserfolg und die Trainingseffektivität negativ beeinflusst, sondern auch das Verletzungsrisiko stark erhöht.

Für mittel- und langfristige Trainingsplanungen (vor allem in Sportarten, bei denen das Belastungsprofil ein hohes Maß an Koordination und Gleichgewicht erfordert) sind eigenständige Trainingseinheiten mit ausschließlichen Trainingsinhalten zur Förderung der Koordination und des Gleichgewichts zu empfehlen. Diese bieten dem Sportler die Möglichkeit, sein Leistungsvermögen effektiv zu verbessern.

Selbstverständlich sind jedoch auch immer der Leistungsstand sowie das Alter eines Sportlers zu berücksichtigen. Die Grundlagen einer guten Koordination werden schon in früher Kindheit durch das Sammeln umfangreicher Bewegungserfahrungen gelegt und je älter man wird, desto schwieriger ist es, Versäumtes nachzuholen. Somit kommt einer optimalen Trainingsplanung und -steuerung eine besondere Bedeutung zu.

Sollen also optimale Bedingungen geschaffen werden, um die Leistungen der Koordination und des Gleichgewichts zu verbessern, muss das Training unter trainingswissenschaftlichen Gesichtspunkten strukturiert werden. Dabei gehören folgende Aspekte berücksichtigt:

a) **Belastungsintensität**

Die Belastungsintensität beschreibt neben den objektiven Faktoren auch, wie stark eine Belastung subjektiv wahrgenommen wird. Dabei ist man von der subjektiven Einschätzung des Sportlers abhängig. Die nachfolgende Skala bietet hierzu Hilfestellungen.

- 6 keine Belastung
- 7
- 8 sehr geringe Belastung
- 9
- 10 geringe Belastung
- 11
- 12 spürbare Belastung
- 13
- 14 deutlich spürbare Belastung
- 15
- 16 hohe Belastung
- 17
- 18 sehr hohe Belastung
- 19
- 20 übermäßig hohe Belastung

Abb. 6: Subjektives Empfinden der Belastung (modifiziert nach Borg, 1998)

Trainingsempfehlung:

Vor dem Hintergrund der Zielsetzung dieses Buches sollte die subjektiv empfundene Belastungsintensität im Bereich von ***11 bis 14*** (leichte bis klar spürbare Belastung) liegen.

Zur Steigerung der Koordinations- und Gleichgewichtsleistung im Allgemeinen werden darüber hinausgehende Reizintensitäten empfohlen.

b) **Belastungsdauer**
Die Belastungsdauer ist die zeitliche Einheit jeder einzelnen Übung und gibt vor, wie lange eine Übung entweder statisch gehalten oder dynamisch umgesetzt wird bzw. wie viele Wiederholungen der Übung innerhalb eines Durchganges ausgeführt werden.

Trainingsempfehlung:

In Anlehnung an Trainingsempfehlungen aus dem Bereich der gesundheitsorientierten Kräftigungsgymnastik sollten innerhalb eines Durchganges ***15 bis 25 Wiederholungen*** umgesetzt werden. Die einzelnen Wiederholungen erfolgen dabei kontrolliert und langsam. Dies entspricht einer Belastungsdauer von etwa ***30 bis 45 Sekunden.***

c) **Belastungsumfang**
Unter Belastungsumfang versteht man die Häufigkeit einer Belastung innerhalb einer Trainingseinheit und ergibt sich aus der Anzahl der Durchgänge je Übung.

Trainingsempfehlung:

Ähnlich dem empfohlenen Belastungsumfang bei der gesundheitsorientierten Kräftigungsgymnastik werden ***1 bis 5 Durchgänge*** pro Übung empfohlen. Die Effektivität der einzelnen Übung steigt dabei mit der Wiederholungszahl an.

d) **Belastungsdichte**
Als Belastungsdichte wird beschrieben, wie dicht aufeinander Belastungen für eine Muskelgruppe durch eine identische Übung folgen und definiert somit die Pausenlänge zwischen den einzelnen Übungen.

Trainingsempfehlung:

Um eine annähernd optimale Erholung zwischen den einzelnen Durchgängen einer Übung zu gewährleisten, sollte die ***Pausenlänge über 60 Sekunden*** liegen.

Dies ermöglicht eine kurze Regeneration, erhöht die Konzentration sowie die Aufmerksamkeit und verringert das Verletzungsrisiko.

e) **Belastungshäufigkeit**
Wie häufig in der Woche oder am Tag trainiert wird, wird durch die Belastungshäufigkeit definiert.

Trainingsempfehlung:

Um ein gewisses Maß an Grundkoordination und Gleichgewicht zu erhalten, sollte ***mindestens einmal wöchentlich*** ein entsprechendes Trainingsprogramm absolviert werden.

In den Sportarten, in denen das Anforderungsprofil stark über die Koordination und das Gleichgewicht definiert wird, ist es darüber hinaus zur Leistungsoptimierung notwendig, mehrmals in der Woche ein entsprechendes Trainingsprogramm zu absolvieren. Hier empfehlen sich eigene Trainingseinheiten, die sich ausschließlich mit dem Thema Koordination und Gleichgewicht befassen.

2.2.5 Koordinations- und Gleichgewichtstrainings nach Verletzungen der unteren Extremitäten

In Deutschland ereignen sich ca. 2 Mio. Sportverletzungen im Jahr. Am häufigsten sind dabei die unteren Extremitäten (ca. 70%) betroffen, wobei das Kniegelenk, gefolgt vom oberen Sprunggelenk an erster Stelle der Statistik steht. Die Art der Verletzungen erstreckt sich dabei von Frakturen, über Kapselbandrupturen und Muskel-Sehnenverletzungen, bis hin zu Meniskusschäden.

Die Ursachen dieser Verletzungen lassen sich in zwei Gruppen aufteilen.

Interne Faktoren, wie z.B. mangelnder Trainingszustand, falsche Technikausführung oder Ermüdung, bedeuten eine Überlastung des Körpers und führen häufig zu Sportverletzungen. Aber auch von außen einwirkende Einflüsse, wie z.B. Fremdeinwirkungen durch Foulspiel oder schlechte Rahmenbedingungen, wie z.B. Wetter, Bodenbelag oder Sportgerät, können zu Sportverletzungen führen.

Verletzungen der unteren Extremitäten und die anschließende medizinische Versorgung ziehen i.d.R. koordinative Defizite nach sich, die sich dann meist schon bei einfachen Gehbelastungen beobachten lassen.

Die Ursachen dieser Defizite liegen zum einen in einer Verletzung der körpereigenen Wahrnehmungsstrukturen. Dies sind Rezeptoren, die als sensible Endorgane auf Zustand und Zustandsänderung des Bewegungs- und Stützapparates reagieren. Sie befinden sich in Sehnen, Muskeln oder Gelenkkapseln und geben Auskunft über Gelenkstellungen, Spannungszustände der Muskulatur oder entsprechende Bewegungsqualitäten. Man nennt diese Rezeptoren auch Propriorezeptoren.

Zum anderen liegen die Ursachen für koordinative Defizite nach Verletzungen in den damit verbundenen Entzündungs- und Schmerzsituationen, die meist mit Stress- und Angstfaktoren gekoppelt sind.

Um im Anschluss an eine Verletzung die vollständige Genesung ohne bleibende Bewegungs- oder Belastungseinschränkungen zu gewährleisten, ist ein auf die Verletzung abgestimmtes Rehabilitationsprogramm wichtig, welches nach folgendem Phasenmodell abläuft:

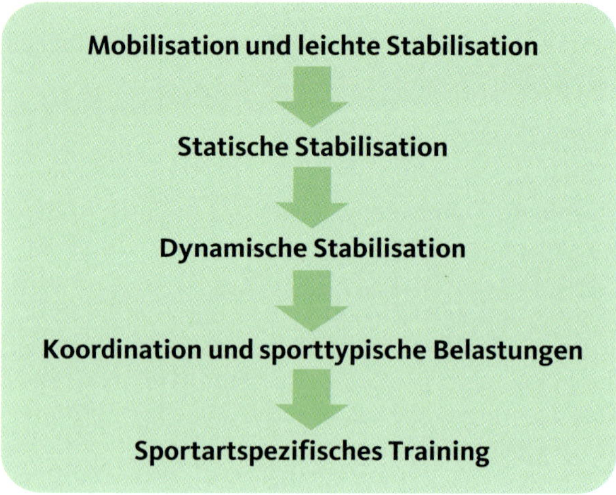

Abb. 7: Phasenmodell der Rehabilitation nach Verletzungen der unteren Extremitäten

Die Verweildauer in der jeweiligen Stufe ist abhängig von der Schwere der Verletzung und kann von individuellen Faktoren sowie dem Heilungsprozess beeinflusst werden.

Am Beispiel einer Verletzung des vorderen Kreuzbandes im Kniegelenk soll das Phasenmodell erläutert werden:

Tab. 2: Phasenmodell der Rehabilitation nach Verletzung des vorderen Kreuzbandes im Kniegelenk

Zeitraum	Phase
Bis 3. Woche	Mobilisation + leichte Stabilisation
4.–5. Woche	Statische Stabilisation
6.–12. Woche	Dynamische Stabilisation
3.–5. Monat	Koordination + sporttypische Belastung
Ab 6. Monat	Sportartspezifische Belastung

2.3 Methodische Hinweise

Training der Koordination und des Gleichgewichts sind wichtige Bausteine zur Gesunderhaltung und Gesundheitsförderung im Bewegungsalltag des Menschen.

Damit in beiden Bereichen die angewandten Übungen auch zielgerichtet und effektiv eingesetzt werden können, sollten nachfolgende methodische Hinweise berücksichtigt werden, die sowohl in Trainingsgruppen als auch im Einzeltraining gelten:

Allgemeine methodische Hinweise:

- Beschwerdefreiheit
- Ausreichende dynamische Stabilisationsfähigkeit
- Ausreichend lokale physische Belastbarkeit
- Ausreichende Gleichgewichtsfähigkeit
- Berücksichtigung des individuellen und subjektiven Empfindens der Bewegungssicherheit
- Effektives Koordinations- und Gleichgewichtstraining findet ohne Schuhe statt

Neben diesen allgemeinen methodischen Hinweisen, die sich auf die Grundvoraussetzungen für ein Training der Koordination und des Gleichgewichts beziehen, sollen noch weitere methodische Hilfestellungen angesprochen werden.

So hat sich in der Sportwissenschaft der Begriff „Methodische Prinzipien“ etabliert. Diese sollen helfen, ein sicheres, verletzungsfreies und wirksames Training zu gestalten und gesetzte Trainingsziele zu erreichen. Diese methodischen Prinzipien sollten auch im Zusammenhang mit Koordination und Gleichgewicht beachtet werden:

Methodische Prinzipien:

- Vom Bekannten zum Unbekannten
- Vom Leichten zum Schweren
- Vom Einfachen zum Komplexen
- Prinzip des wirksamen Belastungsreizes
- Prinzip der Belastungsvariation
- Prinzip der optimalen Gestaltung von Belastung und Erholung
- Prinzip der Wiederholung und Kontinuität
- Prinzip der Individualität und Altersgemäßheit

2.4 Hilfsmittel und Materialien

Das Training der Koordination und des Gleichgewichtes kann mit wenigen Hilfsmitteln und Materialien effektiv und ohne großen organisatorischen Aufwand in jedes Training integriert bzw. als eigene Trainingseinheit umgesetzt werden.

Dabei zielt der Einsatz der Materialien in erster Linie darauf, labile Rahmenbedingungen für den Trainierenden zu schaffen, um so das Erreichen der angestrebten Trainingsziele optimal zu gewährleisten.

Hierzu können u.a. folgende Materialien verwendet werden:

Hilfsmittel beim Training der Koordination und des Gleichgewichts:

- Gymnastikmatte
- Pezziball, Fitball oder Sitzball
- Ballkissen
- Gymnastikball
- Theraband oder Physioband
- Therapiekreisel
- Physiotube oder Powertube
- Flexibar oder Sport-Swing

3. Praxis

Im Folgenden werden die zuvor vermittelten theoretischen Grundlagen in Praxisvorschläge umgesetzt.

Dabei wird zunächst ein Grundlagentraining (*Kapitel 3.1)* vorgestellt, welches die Voraussetzungen für die Umsetzung des Trainings der Koordination und des Gleichgewichts schaffen soll. Im anschließenden *Kapitel 3.2* werden dann spezielle Übungen für das Training der Koordination und des Gleichgewichts beschrieben.

In diesem Zusammenhang gilt es zu berücksichtigen, dass die dargestellten Übungen keinen therapeutischen Anspruch haben. Somit sollte der Übende grundsätzlich beschwerdefrei, voll belastbar und ohne Bewegungseinschränkungen sein. Zudem handelt es sich bei den Übungen um eine Auswahl an Praxisbeispielen, die keinerlei Anspruch auf Vollständigkeit erhebt.

Die einzelnen Übungen werden in Wort und Bild dargestellt. So werden einer dargestellten Übung ein entsprechendes Foto sowie ein beschreibender Text zugeordnet. Das Foto gibt dabei die *Endposition* der Übung wieder. Darüber hinaus gliedern sich die textlichen Beschreibungen in folgende Abschnitte:

a) **Ausgangsposition**
Die Ausgangsposition beschreibt die Ausgangslage und die Körperhaltung, aus der heraus der Übende seine Übung beginnt.

b) **Übungsbeschreibung**
Mit der Übungsbeschreibung bekommt der Übende bzw. der Übungsleiter Durchführungshinweise zur Realisierung der Übung an die Hand. Sie beschreibt und erklärt den Bewegungsablauf der einzelnen Übung. Die Endposition stimmt dann mit dem abgebildeten Foto überein.

c) **Muskulatur**
Die Angaben, die in diesem Abschnitt gemacht werden, beziehen sich ausschließlich auf die primär arbeitende Muskulatur. Zusätzliche Synergisten oder ggfs. statisch arbeitende Hilfsmuskeln werden nicht berücksichtigt.

d) **Trainingseffekt**
Der Trainingseffekt beschreibt die Wirkung der einzelnen Übungen auf den Körper.

e) **Variationen**
Einige Übungen können unterschiedliche Ausführungen haben. Diese werden unter Variationen beschrieben und mit einem Foto dokumentiert.

Die generellen Belastungsparameter sind dem *Kapitel 2.2.4* zu entnehmen.

3.1 Grundlagentraining für Koordination und Gleichgewicht

Die Bedeutung eines systematischen Trainingsaufbaus wurde bereits im Zusammenhang mit Verletzungen der unteren Extremitäten in *Kapitel 2.2.5* verdeutlicht.
So ist es vor einem Training der Koordination und des Gleichgewichts von großer Wichtigkeit, eine gewisse Grundstabilität des Rumpfes und der unteren Extremitäten zu gewährleisten. Dies erhöht die Effektivität des späteren Trainings und reduziert die Gefahr von Verletzungen durch mangelnde Kraftfähigkeit.
Aus diesem Grund wird jetzt zunächst ein Grundlagentraining vorgestellt, welches mehr oder weniger die Kräftigung der Muskulatur des gesamten Körpers zum Ziel hat. Diese Übungen erleichtern im weiteren Trainingsprozess die Umsetzung des Trainings der Koordination und des Gleichgewichts und sollten mit Trainingseinsteigern zunächst ausreichend geübt werden. Den Schwerpunkt der Übungen bildet dabei die Arbeit mit dem eigenen Körpergewicht.

3.1.1 Stabilisation des Rumpfes

Der Rumpf ist die Körpermitte des Menschen und bietet eine große Angriffsfläche, um durch äußere Einflüsse aus dem Gleichgewicht gebracht zu werden. Die Fähigkeit zur Stabilisation des Rumpfes ist daher im Zusammenhang mit Koordination und Gleichgewicht ein wesentlicher Faktor.

Die nachfolgenden Übungen dienen dazu, die Muskulatur des Rumpfes zu kräftigen. Dies sind vornehmlich die gerade und schräge Bauchmuskulatur, die Rückenstreckmuskulatur, die Brustmuskulatur sowie die Muskulatur des Schultergürtels.

Übung 1

Ausgangsposition: In der Rückenlage sind die Füße hüftbreit so aufgestellt, dass die Kniegelenke etwa einen 90°-Winkel bilden. Die Hände liegen hinter dem Kopf am Übergang zwischen Nacken und Hinterkopf, wobei die Ellbogen nach außen zeigen.

Übungsbeschreibung: Aus dem Bauch heraus wird der Oberkörper angehoben, wobei der Kopf in den Händen liegt und der Blick über die Knie hinweg zur Decke geht. Anschließend wird der Oberkörper wieder soweit abgesenkt, bis die Hände beinahe den Boden berühren. Anheben und Absenken des Oberkörpers ergeben einen Bewegungsrhythmus.

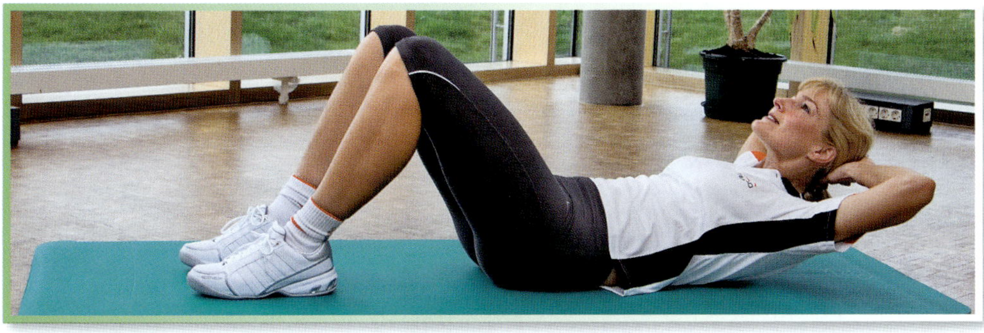

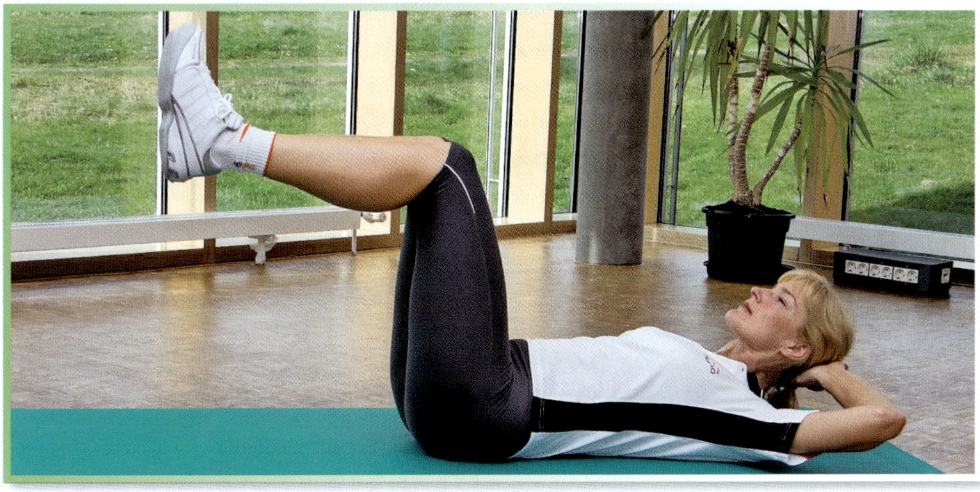

Muskulatur: Gerade Bauchmuskulatur

Trainingseffekt: Erhalt und Verbesserung der Kraft der geraden Bauchmuskulatur zur Verbesserung der Stabilität des Rumpfes.

Variation 1: Die Füße vom Boden lösen und die Beine in der Luft halten. Dabei bilden die Knie- und Hüftgelenke jeweils einen Winkel von 90°.

Übung 2

Ausgangsposition: In der Rückenlage sind die Füße hüftbreit so aufgestellt, dass die Kniegelenke etwa einen 90°-Winkel bilden. Die Hände liegen hinter dem Kopf am Übergang zwischen Nacken und Hinterkopf, wobei die Ellbogen nach außen zeigen.

Übungsbeschreibung: Aus dem Bauch heraus wird der Oberkörper angehoben und über die Diagonale zieht abwechselnd der rechte Ellbogen in Richtung des linken Knies bzw. der linke Ellbogen in Richtung des rechten Knies. Dabei liegt der Kopf in den Händen und der Blick geht über das Knie hinweg zur Decke. Anschließend wird der Oberkörper wieder soweit abgesenkt, bis die Hände beinahe den Boden berühren. Anheben und Absenken des Oberkörpers ergeben einen Bewegungsrhythmus.

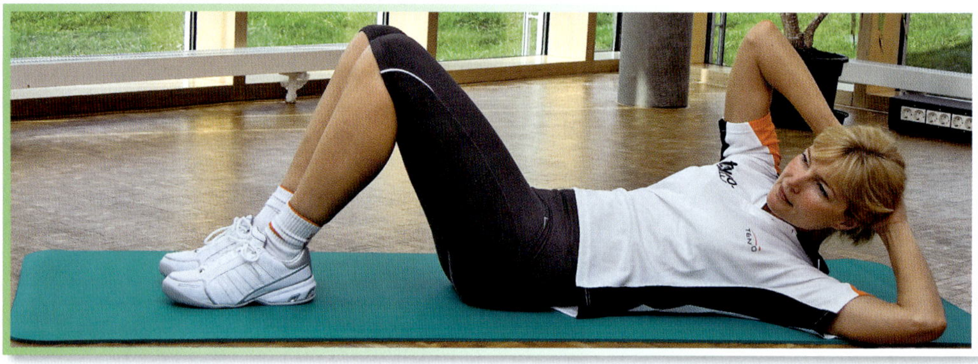

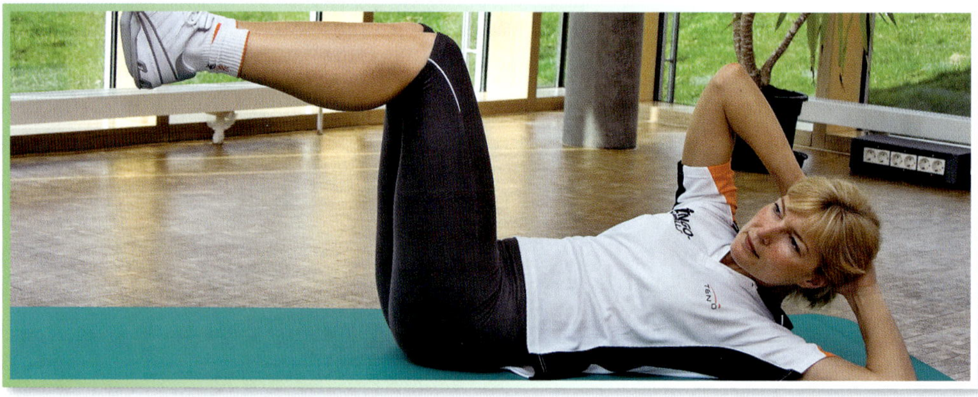

Muskulatur: Schräge Bauchmuskulatur

Trainingseffekt: Erhalt und Verbesserung der Kraft der schrägen Bauchmuskulatur zur Verbesserung der Stabilität des Rumpfes.

Variation 1: Die Füße vom Boden lösen und die Beine in der Luft halten. Dabei bilden die Knie- und Hüftgelenke jeweils einen Winkel von 90°

Übung 3

Ausgangsposition: In der Rückenlage sind die Füße hüftbreit so aufgestellt, dass die Kniegelenke etwa einen 90°-Winkel bilden. Die Arme liegen seitlich neben dem Körper, wobei die Handflächen zum Boden zeigen.

Übungsbeschreibung: Durch Streckung in der Hüfte wird der Po soweit angehoben, dass Oberkörper und Oberschenkel eine Linie bilden. Aus dieser Position heraus wird der Po wieder leicht abgesenkt und anschließend erneut bis in die Endposition angehoben. Absenken und Anheben des Pos ergeben einen Bewegungsrhythmus.

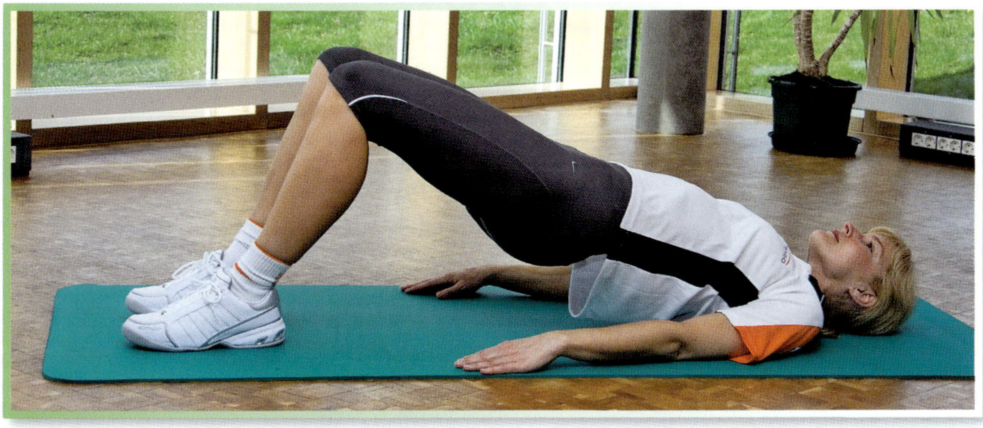

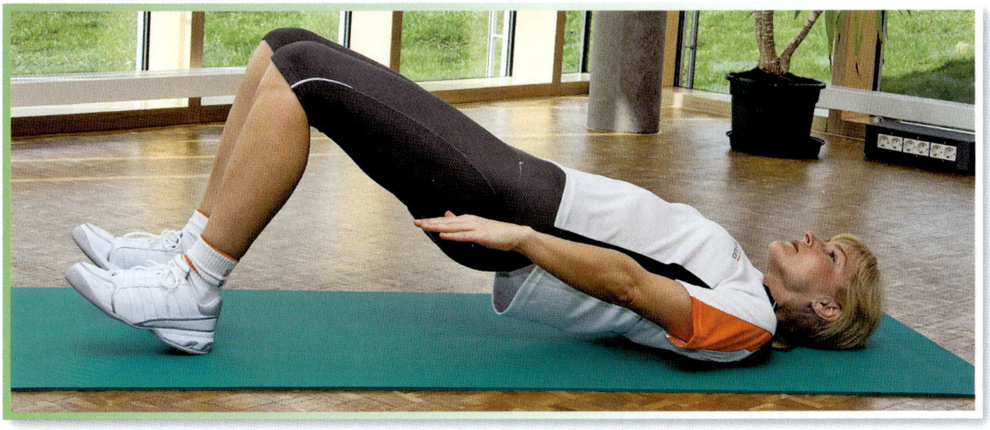

Muskulatur: Gesäßmuskulatur und unterer Rücken

Trainingseffekt: Erhalt und Verbesserung der Kraft der Gesäßmuskulatur und der Muskulatur des unteren Rückens zur Verbesserung der Stabilität des Rumpfes.

Variation 1: Die Fußspitzen und Arme zusätzlich mit vom Boden lösen.

Übung 4

Ausgangsposition: In der Bauchlage sind die Beine gestreckt, wobei die Fußspitzen und Knie Bodenkontakt haben. Der Kopf ist abgelegt und die Arme liegen seitlich neben dem Kopf.

Übungsbeschreibung: Zunächst wird der Bauchnabel nach innen gezogen, um Spannung aufzubauen. Anschließend wird aus dem Rücken heraus der Oberkörper ganz leicht angehoben, so dass die Nasenspitze zum Boden zeigt. Fußspitzen und Knie halten weiterhin den Kontakt zum Boden. Die Arme werden mit angehoben und neben den Kopf nach vorne gestreckt. Anschließend werden die Arme wieder neben den Kopf gebeugt. Strecken und Beugen der Arme ergeben einen Bewegungsrhythmus.

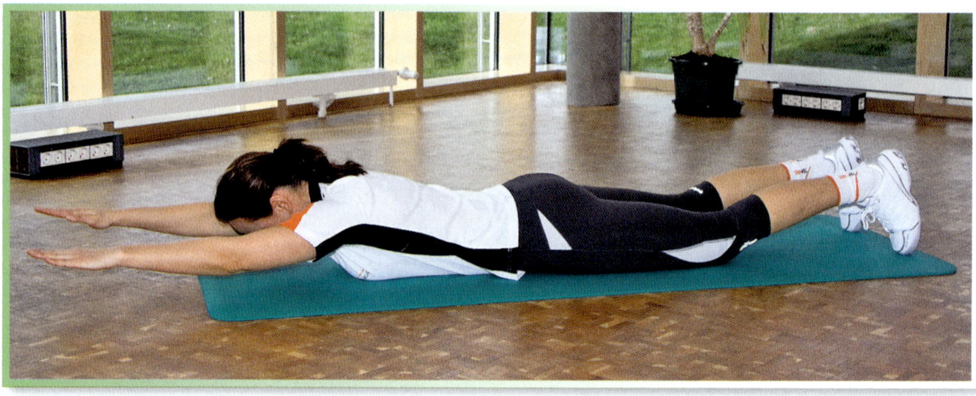

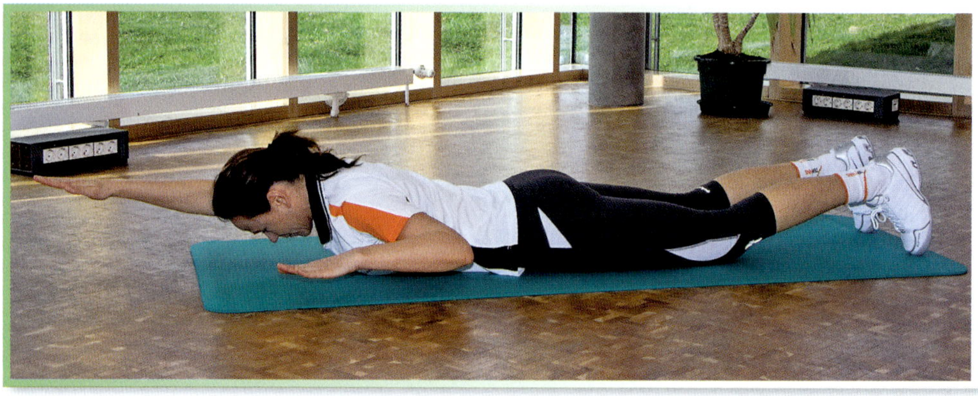

Muskulatur: Untere und obere Rückenmuskulatur

Trainingseffekt: Erhalt und Verbesserung der Kraft der Rückenmuskulatur zur Verbesserung der Stabilität des Rumpfes.

Variation 1: Die Arme wechselseitig nach vorne strecken.

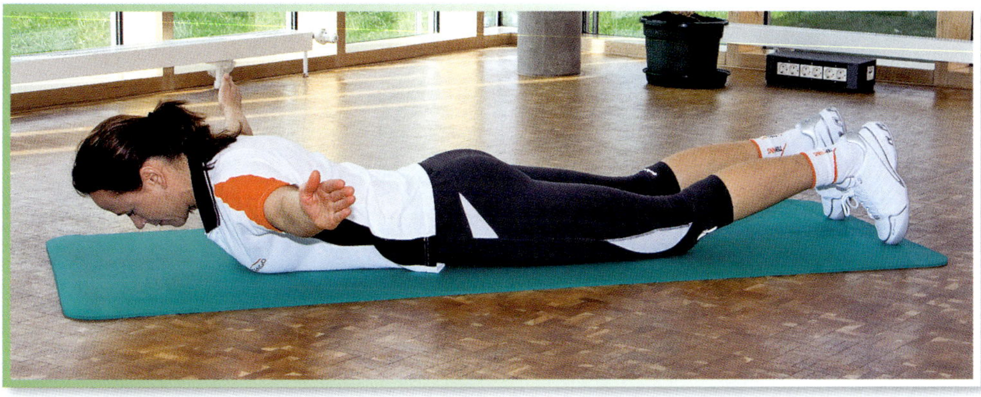

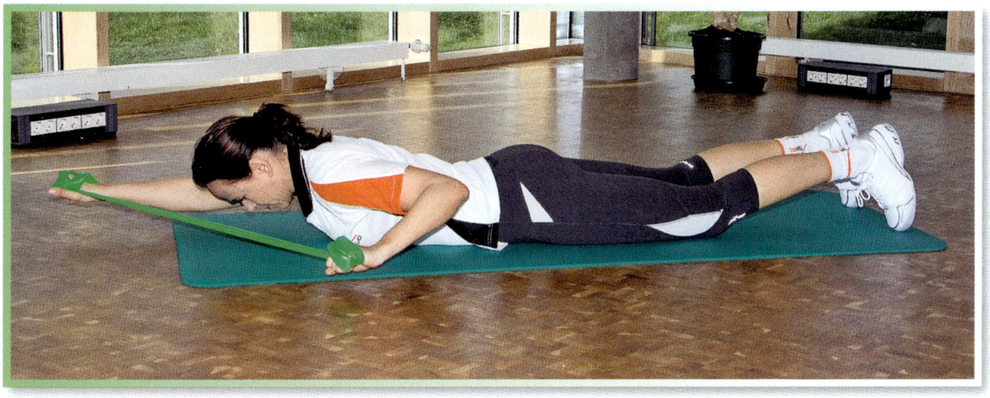

Variation 2: Die Arme seitlich auf Schulterhöhe strecken, wobei die Daumen nach oben zeigen. Die gestreckten Arme aus der Schulter heraus anheben und absenken.

Variation 3: Alle Variationen unter Einsatz eines Physiobandes.

Übung 5

Ausgangsposition: In der Bauchlage sind die Beine gestreckt, wobei die Fußspitzen und Knie Bodenkontakt haben. Der Kopf ist abgelegt und die Arme liegen seitlich neben dem Kopf.

Übungsbeschreibung: Zunächst wird der Bauchnabel nach innen gezogen, um Spannung aufzubauen. Anschließend wird aus dem Rücken heraus der Oberkörper leicht angehoben, so dass die Nasenspitze zum Boden zeigt. Gleichzeitig werden die Hände mit den Fingerspitzen an die Schläfen gelegt, so dass die Ellbogen nach außen zeigen. Dabei werden die Schulterblätter zusammengezogen. Anschließend wird der Oberkörper wieder etwas abgesenkt. Anheben und Absenken des Oberkörpers ergeben einen Bewegungsrhythmus.

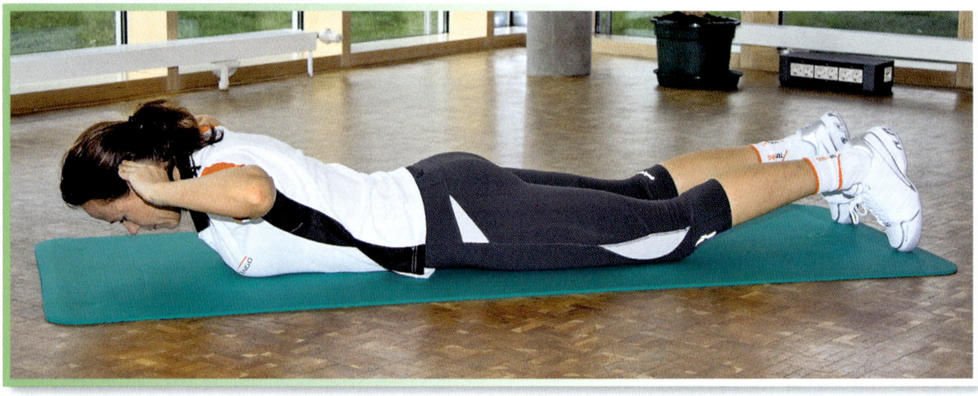

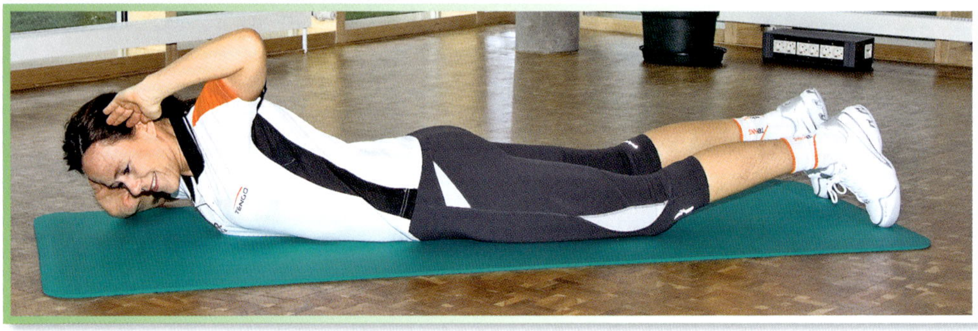

Muskulatur: Untere und obere Rückenmuskulatur

Trainingseffekt: Erhalt und Verbesserung der Kraft der Rückenmuskulatur zur Verbesserung der Stabilität des Rumpfes.

Variation 1: Den Oberkörper leicht anheben und dann durch Rotation der Schulterachse den rechten Ellbogen in Richtung Boden absenken, wobei gleichzeitig der linke Ellbogen zur Decke hoch angehoben wird.

Übung 6

Ausgangsposition: In der Bauchlage sind die Beine gestreckt, wobei die Fußspitzen und Knie Bodenkontakt haben. Der Kopf ist abgelegt und die Arme liegen seitlich neben dem Kopf.

Übungsbeschreibung: Zunächst wird der Bauchnabel nach innen gezogen, um Spannung aufzubauen. Die Hände werden auf Brusthöhe seitlich neben dem Körper auf dem Boden aufgesetzt, so dass die Ellbogen nach oben zeigen. Durch leichte Beugung in den Kniegelenken werden die Füße ein wenig vom Boden angehoben. Durch Streckung der Arme wird der gesamte Körper vom Boden hochgedrückt, wobei er nur auf Knien und Händen aufgestützt wird. Oberkörper und Oberschenkel bilden dabei eine Linie. Anschließend werden die Arme wieder gebeugt und der Körper dadurch abgesenkt. Strecken und Beugen der Arme ergeben einen Bewegungsrhythmus.

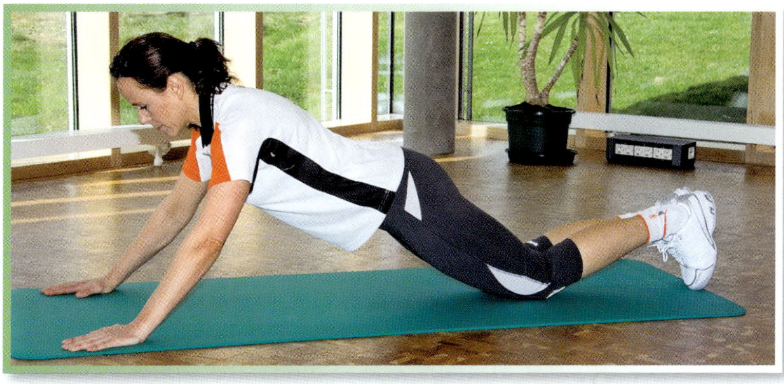

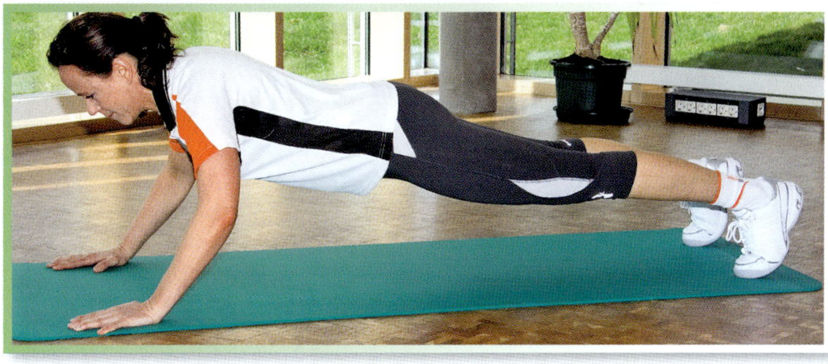

Muskulatur: Brustmuskulatur

Trainingseffekt: Erhalt und Verbesserung der Kraft der Brustmuskulatur zur Verbesserung der Stabilität des Rumpfes.

Variation 1: Die Kniegelenke bleiben gestreckt, so dass sich der gesamte Körper nur auf Hände und Fußspitzen stützt.

Übung 7

Ausgangsposition: Im Sitzen werden die Füße nach vorne gestreckt, so dass die Beine hüftbreit auseinander liegen und die Knie eine leichte Beugung aufweisen. Ein Physioband wird so um die Füße gelegt, dass es bei gestreckten Armen leicht unter Spannung steht. Der Rücken wird gerade gehalten, und der Blick ist geradeaus nach vorne gerichtet.

Übungsbeschreibung: Die Sitzposition wird beibehalten und durch Beugung der Arme im Ellbogen wird das Physioband zum Körper herangezogen. Die Handflächen zeigen zueinander und die Ellbogen werden dabei eng am Körper vorbeigeführt. Gleichzeitig werden die Schulterblätter zusammengezogen. Beugen und Strecken der Arme ergeben einen Bewegungsrhythmus.

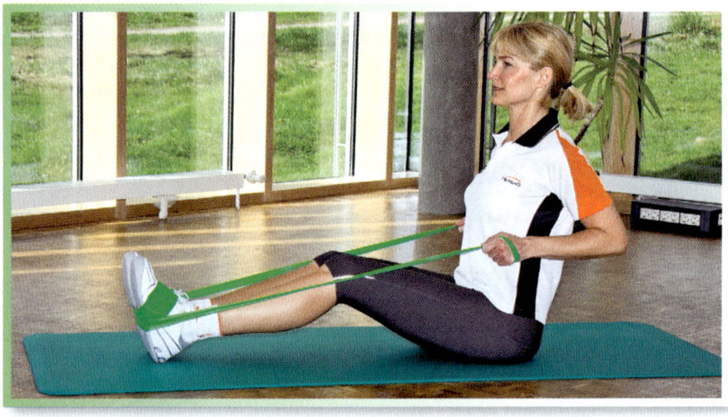

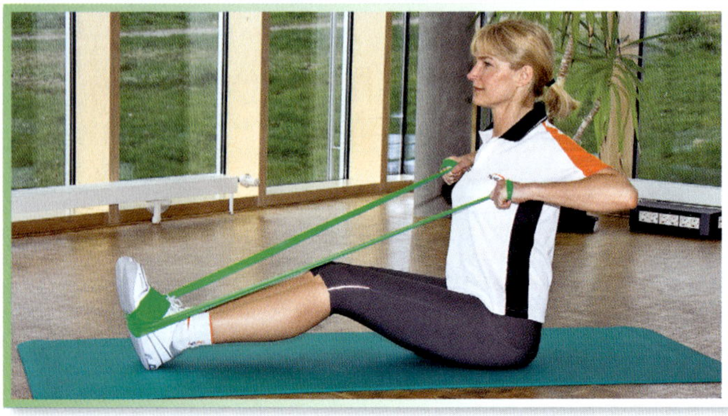

Muskulatur: Obere und untere Rückenmuskulatur

Trainingseffekt: Erhalt und Verbesserung der Kraft der Rückenmuskulatur zur Verbesserung der Stabilität des Rumpfes.

Variation 1: Während der Beugung der Arme zeigen die Handrücken nach oben, und die Ellbogen werden auf Brusthöhe weit weg vom Körper nach hinten gezogen.

Übung 8

Ausgangsposition: Im Sitzen werden die Füße nach vorne gestreckt, so dass die Beine hüftbreit auseinander liegen und die Knie eine leichte Beugung aufweisen. Ein Physioband wird so um die Füße gelegt, dass es bei gestreckten Armen leicht unter Spannung steht. Der Rücken wird gerade gehalten und der Blick ist geradeaus nach vorne gerichtet.

Übungsbeschreibung: In Rotation der Schulterachse wird gleichzeitig und gleichseitig der Arm bis auf Kopfhöhe angehoben und nach hinten geführt. Der Daumen der Griffhand zeigt dabei nach hinten-oben. Anschließend wird der Arm wieder in die Ausgangsstellung zurückgeführt. Das Anheben und Absenken des Armes ergibt einen Bewegungsrhythmus.

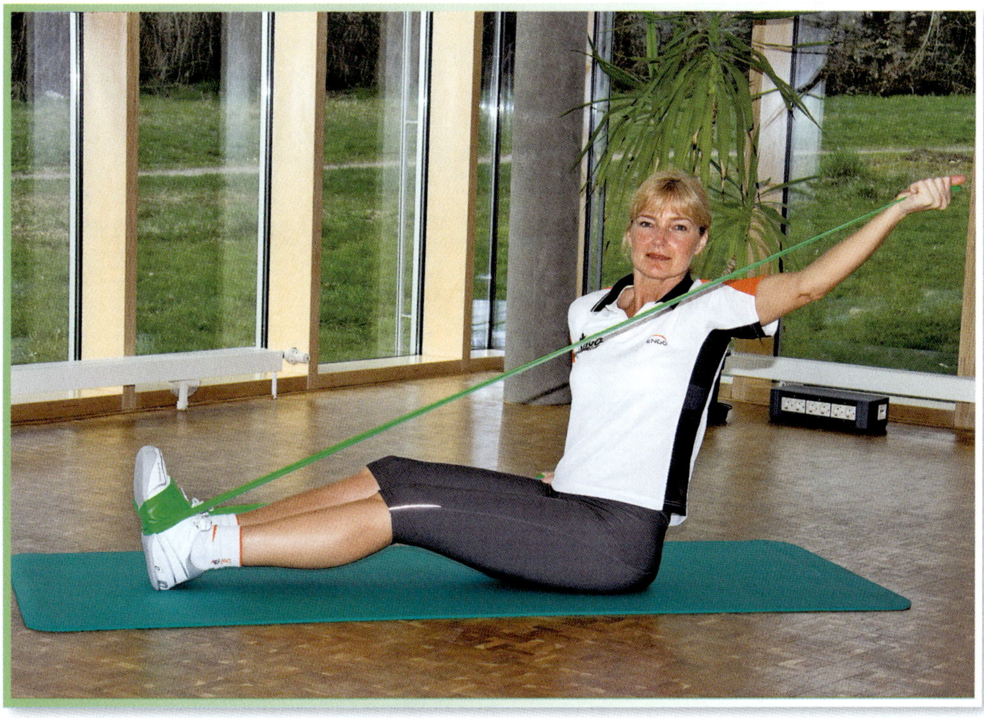

Muskulatur: Obere und untere Rückenmuskulatur

Trainingseffekt: Erhalt und Verbesserung der Kraft der Rückenmuskulatur zur Verbesserung der Stabilität des Rumpfes.

3.1.2 Stabilisation der unteren Extremitäten

Die unteren Extremitäten tragen den Körper und befördern ihn dorthin, wo auch immer der Mensch sein Ziel hat. Dabei können äußere Einflüsse durch unebene Untergründe oder plötzliche Richtungswechsel dafür sorgen, dass der Mensch aus dem Gleichgewicht gerät. Die Fähigkeit zur Stabilisation der unteren Extremitäten ist daher im Zusammenhang mit Koordination und Gleichgewicht ein wesentlicher Faktor.

Die nachfolgenden Übungen dienen dazu, die Muskulatur der unteren Extremitäten zu kräftigen. Dies sind vornehmlich die Gesäßmuskeln, die Muskeln des Ober- sowie des Unterschenkels.

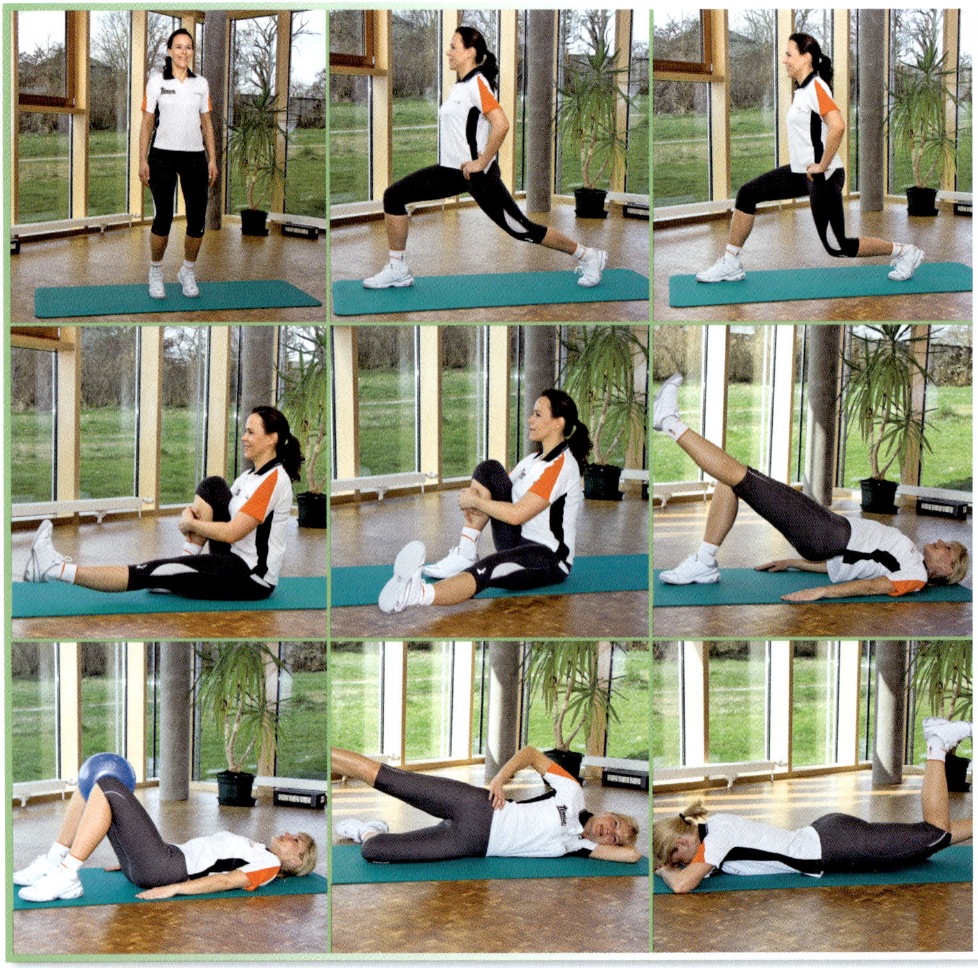

Übung 9

Ausgangsposition: Im Parallelstand sind die Füße hüftbreit auseinander und die Knie leicht gebeugt. Der Oberkörper ist gerade, und der Blick ist geradeaus nach vorne gerichtet. Die Arme hängen seitlich neben dem Körper.

Übungsbeschreibung: Durch Streckung im Sprunggelenk stellt sich der Körper auf die Zehenspitzen. Die Hände können dabei zur Stabilisation in der Hüfte abgestützt werden. Anschließend werden die Fersen wieder Richtung Boden abgesenkt, bis sie beinahe Bodenkontakt haben.
Die Streckung im Sprunggelenk sowie das Absenken der Fersen ergeben einen Bewegungsrhythmus.

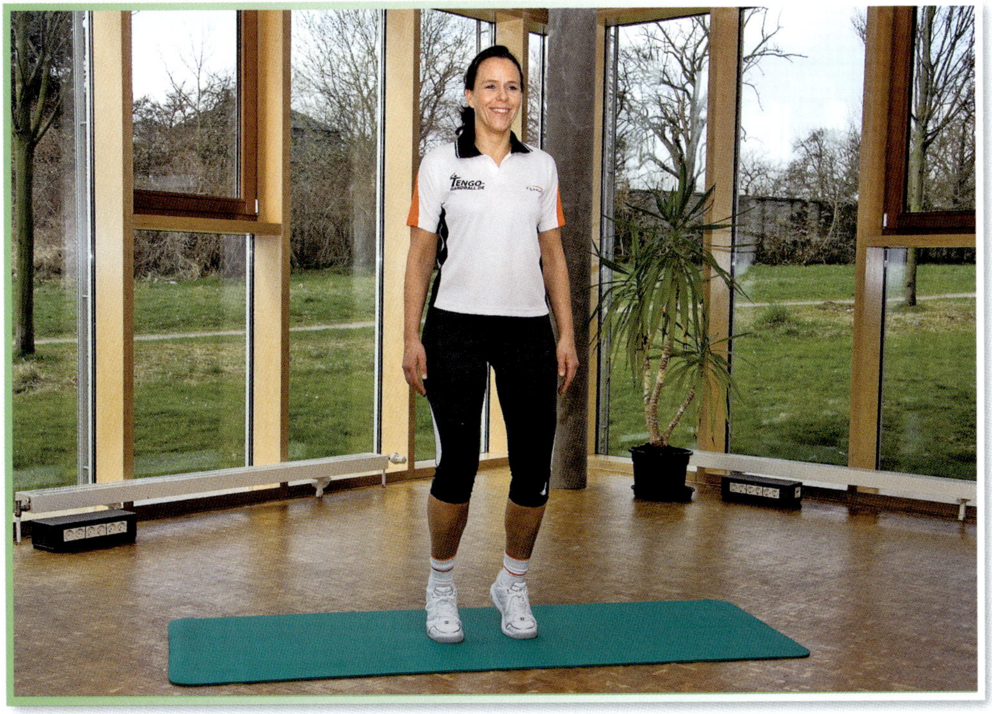

Muskulatur: Waden- und Fußmuskulatur

Trainingseffekt: Erhalt und Verbesserung der Kraft im Fuß und in der Wade zur Verbesserung der Stabilität im Sprunggelenk.

Übung 10

Ausgangsposition: In einem großen Ausfallschritt ist das vordere Bein leicht gebeugt und das hintere beinahe gestreckt, wobei die Ferse vom Boden gelöst sein kann. Die Fußspitzen zeigen nach vorne. Der Oberkörper ist dabei leicht nach vorne gebeugt und der Blick ist geradeaus nach vorne gerichtet. Die Arme hängen seitlich neben dem Körper.

Übungsbeschreibung: Durch Beugung des vorderen Kniegelenkes wird der gesamte Körper abgesenkt. Die Endposition der Beugung ist erreicht, wenn das Kniegelenk über dem Sprunggelenk steht. Anschließend wird das Kniegelenk wieder gestreckt. Die Hände können dabei seitlich in der Hüfte abgestützt werden. Beugung und Streckung im Kniegelenk ergeben einen Bewegungsrhythmus.

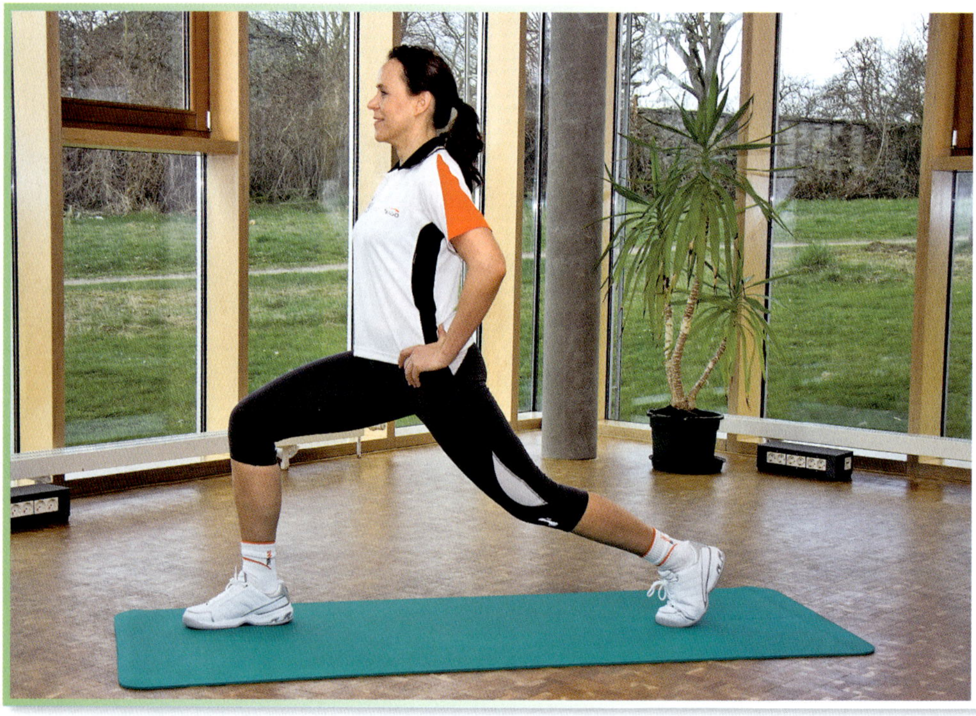

Muskulatur: Oberschenkel- und Gesäßmuskulatur

Trainingseffekt: Erhalt und Verbesserung der Kraft im Oberschenkel und im Gesäß zur Verbesserung der Stabilität im Knie- und Hüftgelenk.

Übung 11

Ausgangsposition: In einem großen Ausfallschritt ist das vordere Bein leicht gebeugt und das hintere beinahe gestreckt, wobei die Ferse vom Boden gelöst ist. Die Fußspitzen zeigen nach vorne. Der Oberkörper ist dabei leicht nach vorne gebeugt, und der Blick ist geradeaus nach vorne gerichtet. Die Arme hängen seitlich neben dem Körper.

Übungsbeschreibung: Durch Beugung des hinteren Kniegelenkes wird der gesamte Körper abgesenkt. Die Endposition der Beugung ist erreicht, wenn der Unterschenkel parallel zum Boden ist. Anschließend wird das Kniegelenk wieder gestreckt. Die Hände können dabei seitlich in der Hüfte abgestützt werden. Beugung und Streckung im Kniegelenk ergeben einen Bewegungsrhythmus.

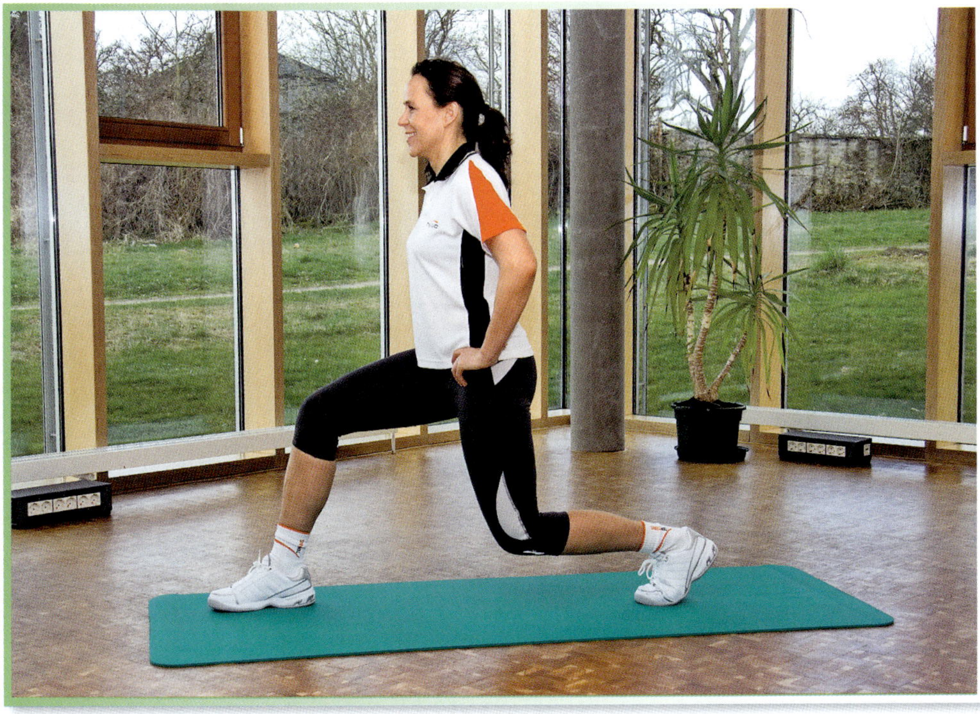

Muskulatur: Oberschenkel- und Gesäßmuskulatur

Trainingseffekt: Erhalt und Verbesserung der Kraft im Oberschenkel und im Gesäß zur Verbesserung der Stabilität im Knie- und Hüftgelenk.

Übung 12

Ausgangsposition: Im Sitzen ist ein Bein gestreckt am Boden abgelegt. Das andere wird mit dem Knie ganz nah zum Körper herangezogen und mit beiden Armen umklammert. Der Rücken wird dabei gerade gehalten und der Blick ist geradeaus nach vorne gerichtet.

Übungsbeschreibung: Das gestreckte Bein wird aus der Hüfte leicht angehoben und anschließend beinahe wieder abgelegt. Anheben und Absenken des Beines ergeben einen Bewegungsrhythmus.

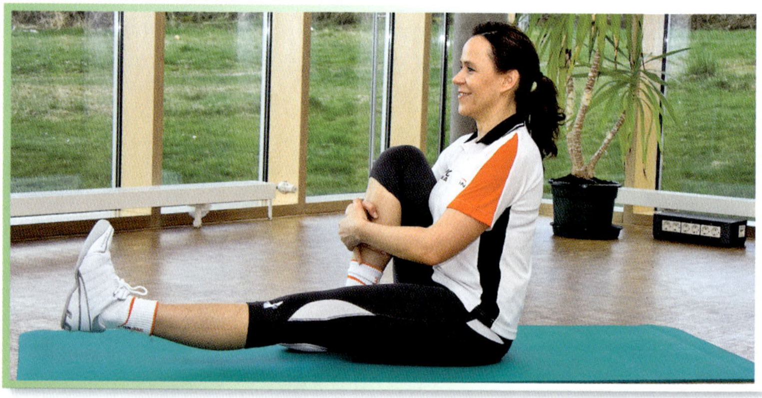

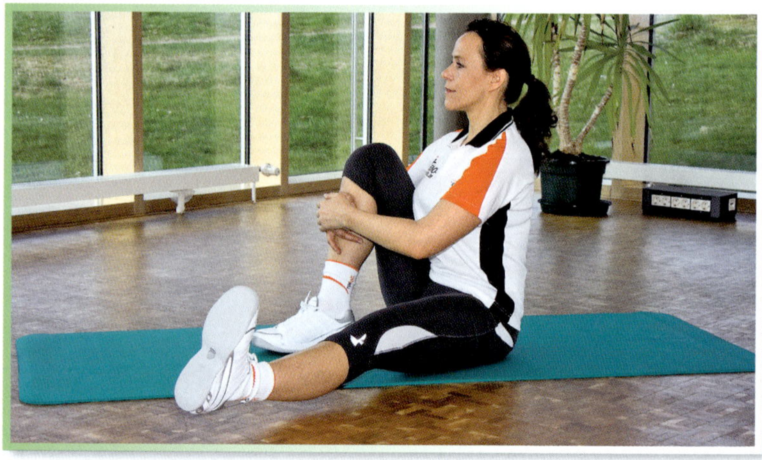

Muskulatur: Oberschenkelmuskulatur und Hüftbeuger

Trainingseffekt: Erhalt und Verbesserung der Kraft im Oberschenkel und im Hüftbeuger zur Verbesserung der Stabilität im Knie- und Hüftgelenk.

Variation 1: Das angehobene Bein bodenparallel von links nach rechts bewegen.

Übung 13

Ausgangsposition: In der Rückenlage sind die Füße hüftbreit so aufgestellt, dass die Kniegelenke etwa einen 90°-Winkel bilden. Die Arme liegen seitlich neben dem Körper, wobei die Handflächen zum Boden zeigen.

Übungsbeschreibung: Durch Streckung in der Hüfte wird der Po soweit angehoben, dass Oberkörper und Oberschenkel eine Linie bilden. Aus dieser Position heraus wird nun ein Fuß vom Boden gelöst und das Bein im Kniegelenk so gestreckt, dass die Oberschenkel parallel bleiben. Das gestreckte Bein anschließend absenken und wieder anheben. Absenken und Anheben des Beines ergeben einen Bewegungsrhythmus.

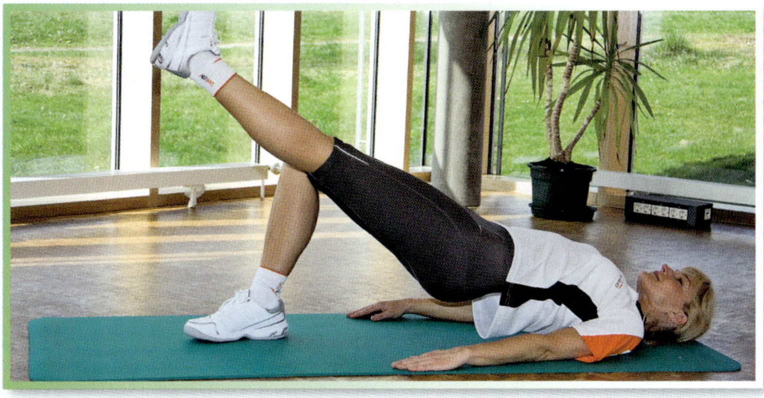

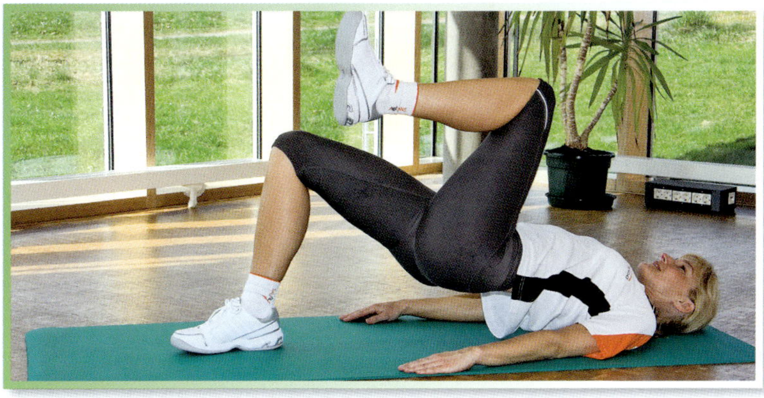

Muskulatur: Oberschenkel- und Gesäßmuskulatur sowie Hüftbeuger

Trainingseffekt: Erhalt und Verbesserung der Kraft der Oberschenkel- und Gesäßmuskulatur und des Hüftbeugers zur Verbesserung der Stabilität im Knie- und Hüftgelenk.

Variation 1: Das angehobene Bein mit dem Knie zur Brust ziehen und wieder strecken.

Übung 14

Ausgangsposition: In der Rückenlage sind die Füße hüftbreit so aufgestellt, dass die Kniegelenke etwa einen 90°-Winkel bilden. Zwischen den Knien ist ein Gymnastikball eingeklemmt. Die Arme liegen seitlich neben dem Körper, wobei die Handflächen zum Boden zeigen.

Übungsbeschreibung: Durch Druck der Knie auf den Ball wird Spannung in der Muskulatur aufgebaut. Anschließend wird der Druck wieder gelöst, ohne dass der Ball herunterfällt.
Das Drücken des Balles sowie das Lösen der Spannung ergeben einen Bewegungsrhythmus.

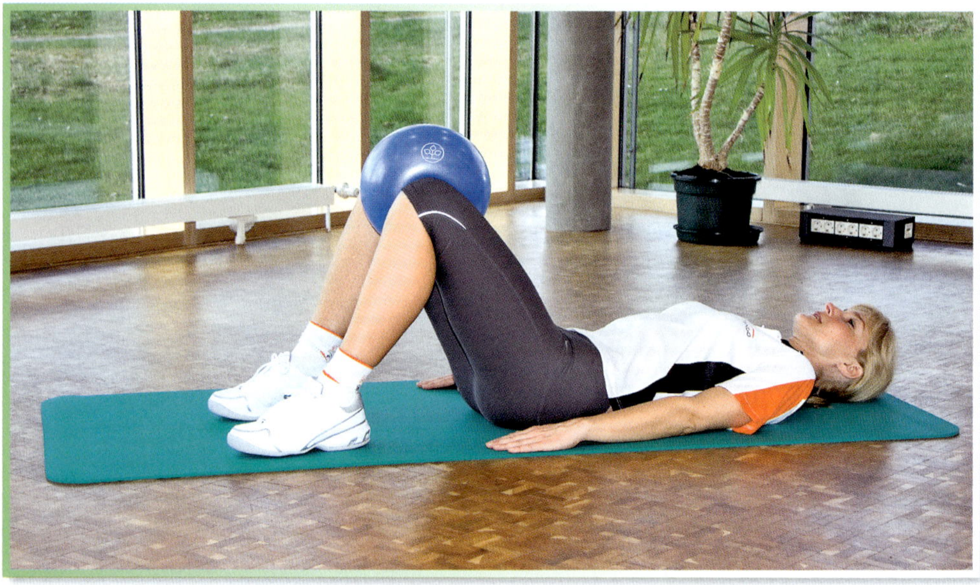

Muskulatur: Adduktoren

Trainingseffekt: Erhalt und Verbesserung der Kraft der Oberschenkelmuskulatur zur Verbesserung der Stabilität im Knie- und Hüftgelenk.

Übung 15

Ausgangsposition: In der Seitlage ist das untere Bein im Kniegelenk etwa 90° gebeugt. Das obere Bein liegt gestreckt in Verlängerung des Oberkörpers am Boden. Der Oberkörper ist gerade und der Kopf liegt auf dem gebeugten unteren Arm.

Übungsbeschreibung: Das obere Bein wird in Verlängerung des Oberkörpers über Hüfthöhe angehoben und anschließend wieder soweit abgesenkt, bis es bodenparallel gehalten wird. Anheben und Absenken des Beines ergeben einen Bewegungsrhythmus.

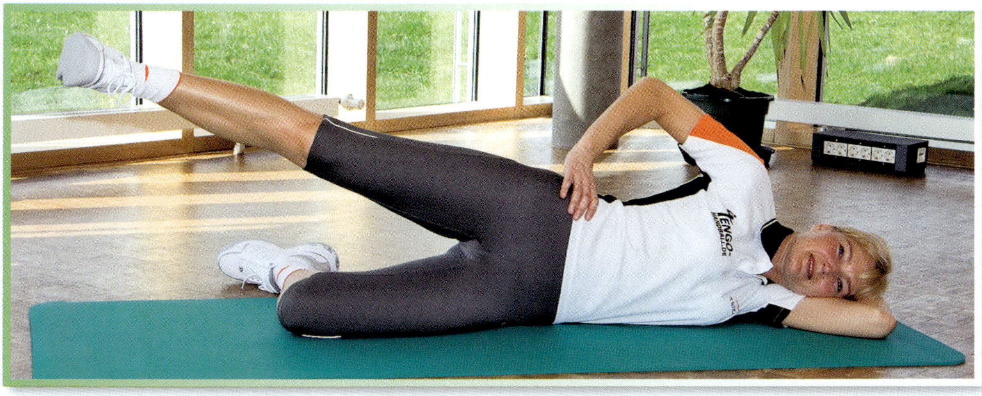

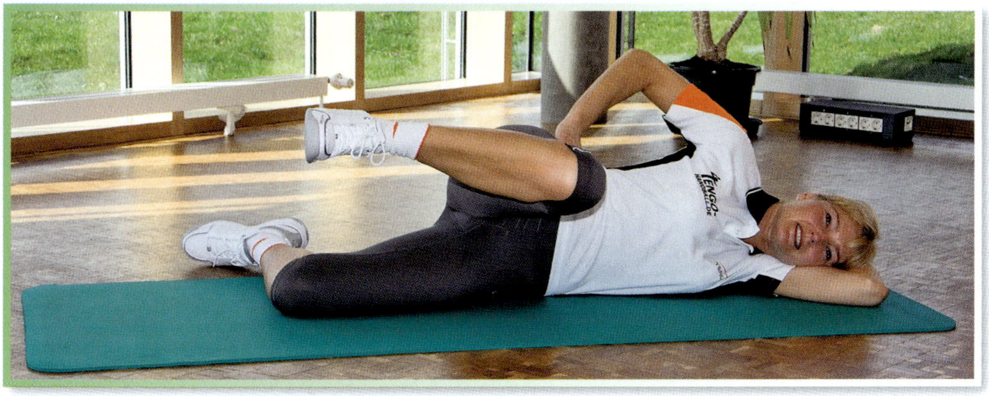

Muskulatur: Oberschenkelmuskulatur

Trainingseffekt: Erhalt und Verbesserung der Kraft der Oberschenkelmuskulatur zur Verbesserung der Stabilität im Knie- und Hüftgelenk.

Variation 1: Das obere Bein gestreckt anheben und dann mit dem Knie zur Brust ziehen und wieder strecken.

Übung 16

Ausgangsposition: In der Bauchlage sind die Beine gestreckt, wobei die Fußspitzen und Knie Bodenkontakt haben. Der Kopf ist abgelegt und die Arme liegen seitlich neben dem Kopf.

Übungsbeschreibung: Zunächst wird der Bauchnabel nach innen gezogen, um Spannung aufzubauen. Ein Bein wird aus der Hüfte leicht gestreckt angehoben und dann im Kniegelenk bis etwa 90° gebeugt. Anschließend wird das Bein wieder in die Streckung gebracht. Strecken und Beugen des Beines ergeben einen Bewegungsrhythmus.

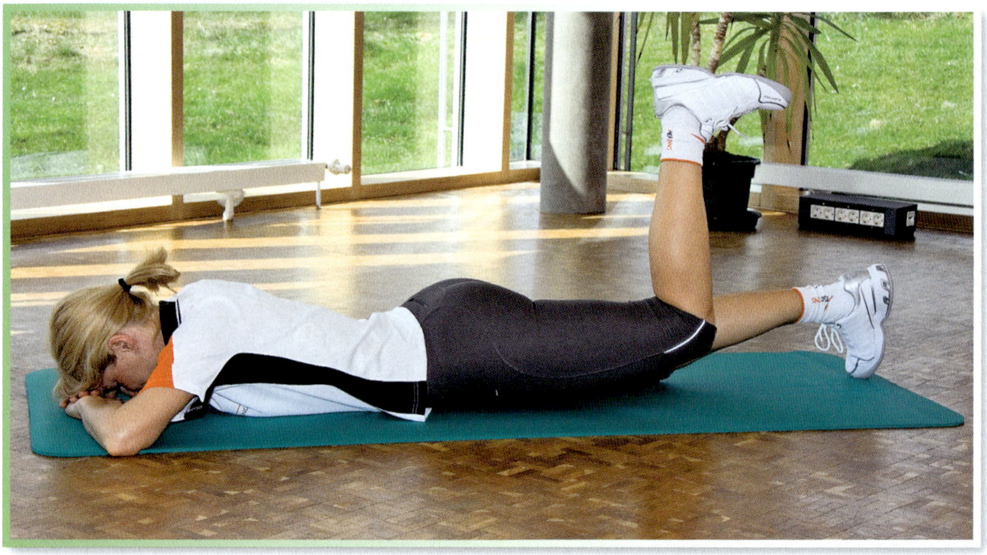

Muskulatur: Oberschenkelmuskulatur

Trainingseffekt: Erhalt und Verbesserung der Kraft der Oberschenkelmuskulatur zur Verbesserung der Stabilität im Knie- und Hüftgelenk.

3.2 Spezielles Training der Koordination und des Gleichgewichts

Nachdem auf der Basis des Grundlagentrainings eine gewisse körperliche Grundstabilität gewährleistet ist, kann mit nachfolgendem Training der Koordination und des Gleichgewichts begonnen werden.

Den Schwerpunkt des Trainings bildet dabei die Arbeit auf labilen Unterlagen. Dabei können die Übungen mit dem eigenen Körpergewicht durchgeführt werden. Teilweise werden aber auch Handgeräte eingesetzt, welche vor allem die Effektivität, aber auch die Attraktivität der einzelnen Übungen steigern sollen.

In diesem Zusammenhang sei erwähnt, dass die nachfolgenden Übungen nach Art der labilen Unterlage unterteilt und dabei nach Körperlage gegliedert sind. Dies erleichtert dem Trainierenden die Zuordnung der einzelnen Übungen.

Zudem können die verschiedenen Übungen dadurch erweitert werden, dass die Durchführung bei geschlossenen Augen versucht wird. Das Ausschalten der visuellen Informationsaufnahme erschwert dabei das Üben.

3.2.1 Training mit dem Fitball

Der Fitball stellt eine multifunktionale Möglichkeit dar, etwas für seine Gesundheit zu tun. Als alternative Sitzgelegenheit in der Freizeit oder im Büro galt er lange Zeit als Universallösung bei Rückenbeschwerden. Diese Bedeutung hat er in den letzten Jahren zunehmend verloren und so ist er mittlerweile überwiegend als Trainingsgerät in der Rückenschule, aber auch im Koordinations- und Gleichgewichtstraining zu finden.

Um den verschiedenen Körpergrößen gerecht zu werden, gibt es den Fitball in verschiedenen Größen, die in der nachfolgenden Tabelle aufgelistet sind:

Tab. 3: Größeneinteilung für den Fitball nach Körpergrößen

Körpergröße	Ballgröße
Unter 1,65 m	Ø 55 cm
Unter 1,75 m	Ø 65 cm
Über 1,75 m	Ø 75 cm

Übungen in der Rückenlage auf dem Boden

Übung 17

Ausgangsposition: In der Rückenlage auf dem Boden liegen die Füße leicht geöffnet auf dem Ball. Die Arme sind seitlich neben dem Körper am Boden abgelegt und der Blick geht geradeaus zur Decke hoch.

Übungsbeschreibung: Das Becken soweit anheben, dass Oberkörper und Oberschenkel eine Linie bilden. Die Spannung halten.

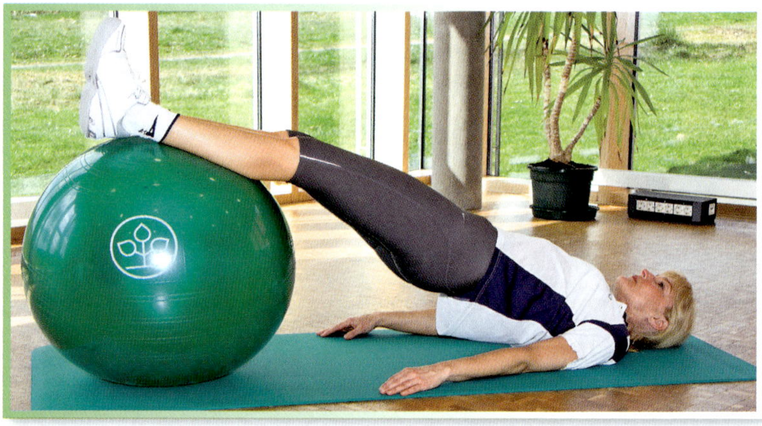

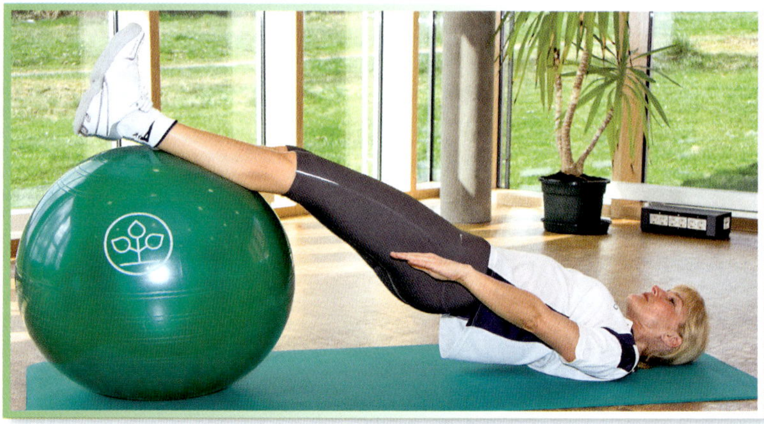

Muskulatur: Oberschenkel- und Gesäßmuskulatur sowie unterer Rücken

Trainingseffekt: Erhalt und Verbesserung der Kraft der Oberschenkel- und Gesäßmuskulatur sowie des unteren Rückens zur Verbesserung der Stabilität im Knie- und Hüftgelenk sowie zur Verbesserung der Stabilität der Wirbelsäule unter labilen äußeren Einflüssen.

Variation 1: Die Arme seitlich neben dem Körper mit anheben.

Übung 18

Ausgangsposition: In der Rückenlage auf dem Boden liegen die Füße leicht geöffnet auf dem Ball. Die Arme sind seitlich neben dem Körper am Boden abgelegt und der Blick geht geradeaus zur Decke hoch.

Übungsbeschreibung: Das Becken soweit anheben, dass Oberkörper und Oberschenkel eine Linie bilden. Ein Bein gestreckt leicht vom Ball lösen und wieder absenken. Anheben und Absenken des Beines ergeben einen Bewegungsrhythmus.

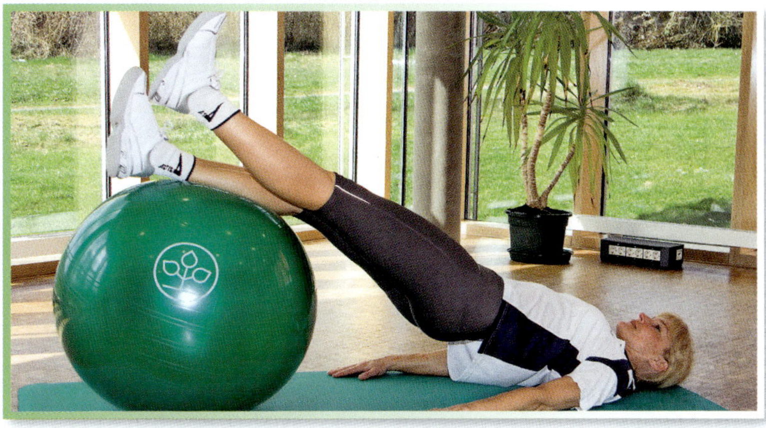

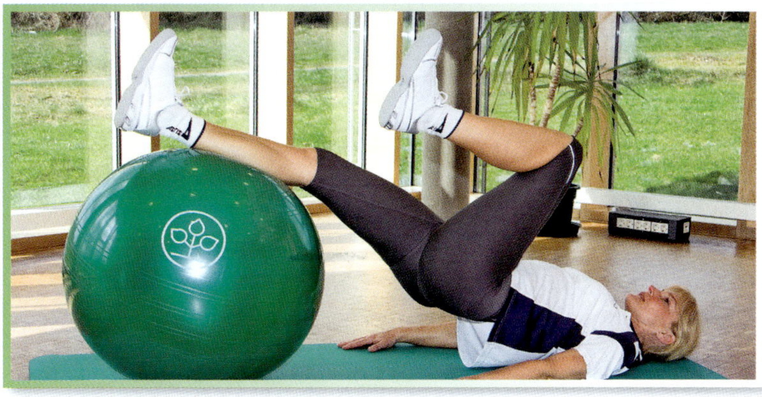

Muskulatur: Oberschenkel- und Gesäßmuskulatur sowie unterer Rücken

Trainingseffekt: Erhalt und Verbesserung der Kraft der Oberschenkel- und Gesäßmuskulatur sowie des unteren Rückens zur Verbesserung der Stabilität im Knie- und Hüftgelenk sowie zur Verbesserung der Stabilität der Wirbelsäule unter labilen äußeren Einflüssen.

Variation 1: Das angehobene Bein mit dem Knie zum Körper hin anziehen und wieder strecken.

Übung 19

Ausgangsposition: In der Rückenlage auf dem Boden liegen die Füße leicht geöffnet auf dem Ball. Die Arme sind seitlich neben dem Körper am Boden abgelegt und der Blick geht geradeaus zur Decke hoch.

Übungsbeschreibung: Das Becken soweit anheben, dass Oberkörper und Oberschenkel eine Linie bilden. Die Knie zum Körper hin anziehen, so dass die Fersen den Ball in Richtung Po rollen. Anschließend die Beine wieder strecken und den Ball zurückrollen. Beugen und Strecken der Beine ergeben einen Bewegungsrhythmus.

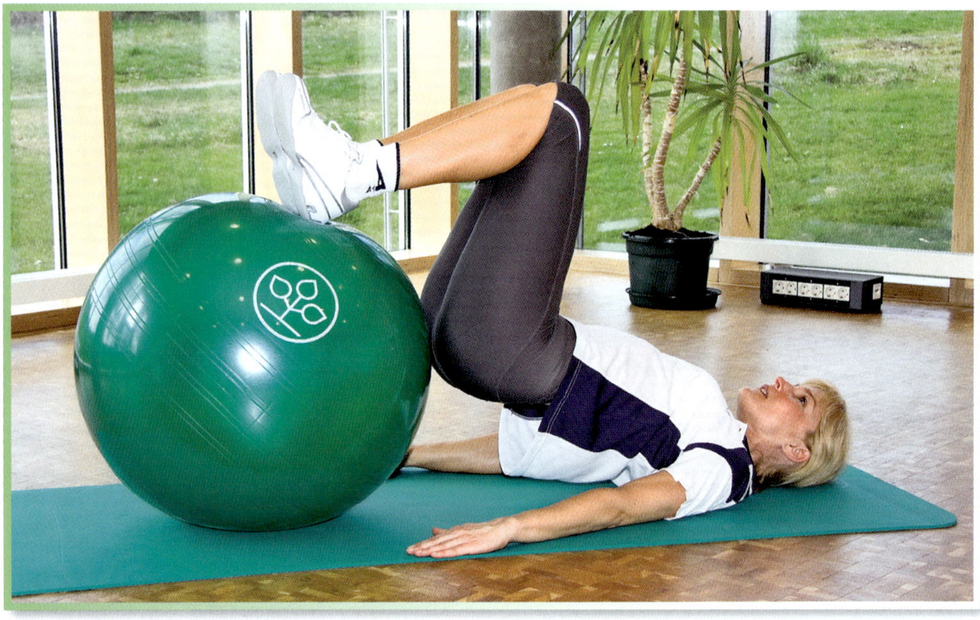

Muskulatur: Oberschenkel- und Gesäßmuskulatur sowie unterer Rücken

Trainingseffekt: Erhalt und Verbesserung der Kraft der Oberschenkel- und Gesäßmuskulatur sowie des unteren Rückens zur Verbesserung der Stabilität im Knie- und Hüftgelenk sowie zur Verbesserung der Stabilität der Wirbelsäule unter labilen äußeren Einflüssen.

Übung 20

Ausgangsposition: In der Rückenlage auf dem Boden liegen die Unterschenkel so auf dem Ball, dass die Knie gebeugt sind. Knie und Füße sind dabei eng zusammengestellt. Die Arme liegen auf Schulterhöhe seitlich vom Körper weggestreckt am Boden, und der Blick geht geradeaus zur Decke hoch.

Übungsbeschreibung: Die Füße und Knie langsam soweit zu einer Seite kippen lassen, wie es noch muskulär gehalten werden kann und dabei den Ball leicht seitlich rollen. Danach, über die Ausgangsstellung hinweg, die Füße und Knie zur anderen Seite kippen lassen. Das Kippen von einer Seite zur anderen ergibt einen Bewegungsrhythmus.

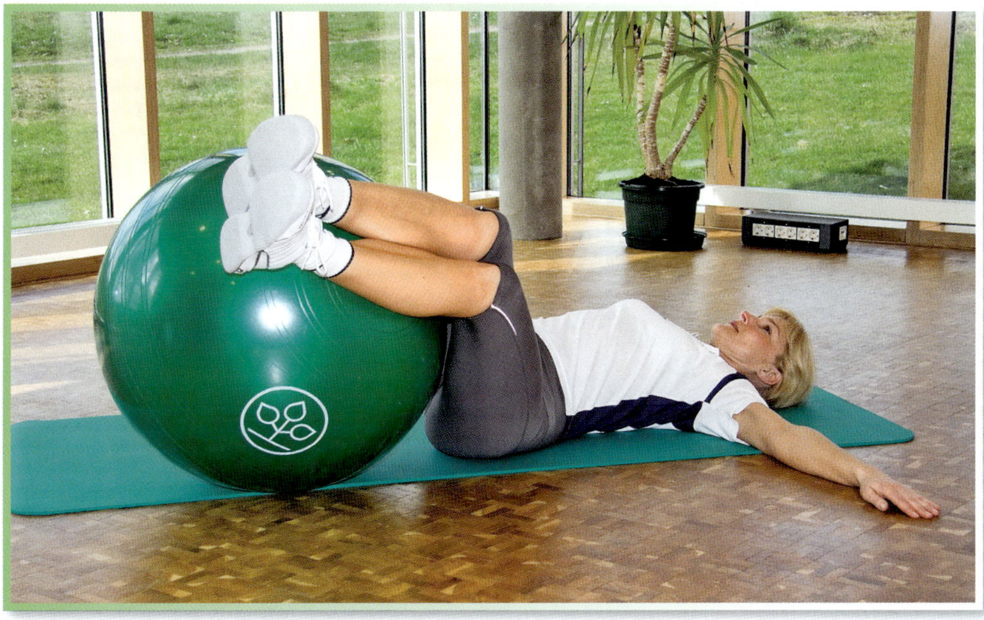

Muskulatur: Seitliche Bauchmuskulatur

Trainingseffekt: Erhalt und Verbesserung der Kraft der seitlichen Bauchmuskulatur zur Verbesserung der Stabilität der Wirbelsäule unter labilen äußeren Einflüssen.

Übungen in der Rückenlage auf dem Ball

Übung 21

Ausgangsposition: In der Rückenlage auf dem Ball sind die Füße hüftbreit so aufgestellt, dass die Kniegelenke senkrecht über den Fußgelenken stehen. Die Hände liegen hinter dem Kopf am Übergang zwischen Nacken und Hinterkopf, wobei die Ellbogen nach außen zeigen und der Blick geradeaus zur Decke geht.

Übungsbeschreibung: Aus dem Bauch heraus wird der Oberkörper angehoben, wobei der Kopf in den Händen liegt und der Blick schräg nach oben zur Decke geht. Anschließend wird der Oberkörper wieder abgesenkt. Anheben und Absenken des Oberkörpers ergeben einen Bewegungsrhythmus

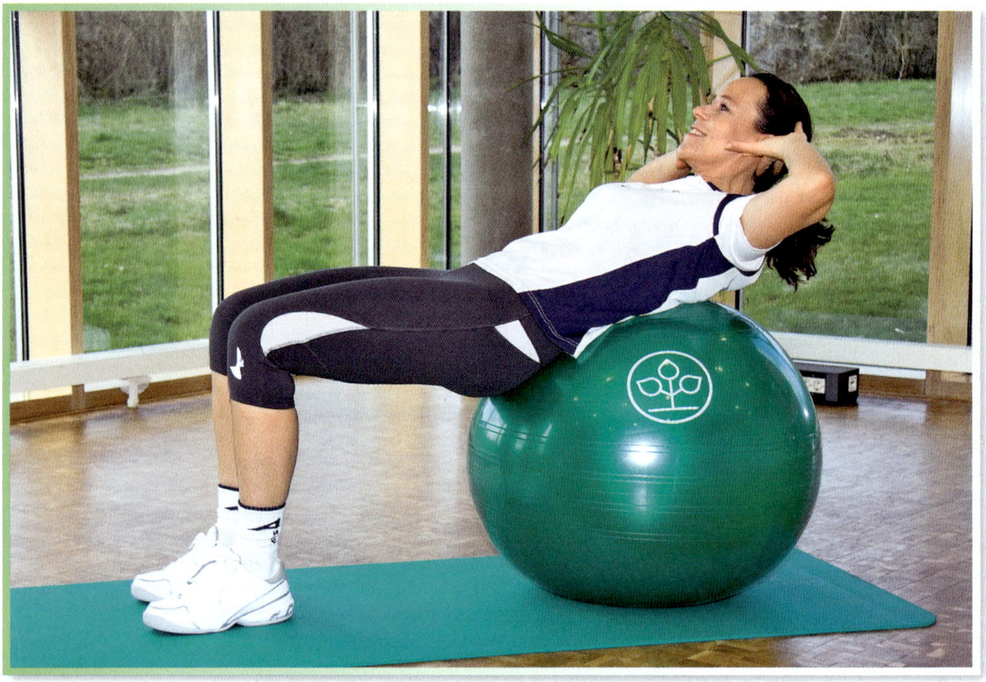

Muskulatur: Gerade Bauchmuskulatur

Trainingseffekt: Erhalt und Verbesserung der Kraft der geraden Bauchmuskulatur zur Verbesserung der Stabilität der Wirbelsäule unter labilen äußeren Einflüssen.

Übung 22

Ausgangsposition: In der Rückenlage auf dem Ball sind die Füße hüftbreit so aufgestellt, dass die Kniegelenke senkrecht über den Fußgelenken stehen. Die Hände liegen hinter dem Kopf am Übergang zwischen Nacken und Hinterkopf, wobei die Ellbogen nach außen zeigen und der Blick geradeaus zur Decke geht.

Übungsbeschreibung: Aus dem Bauch heraus wird der Oberkörper angehoben, und über die Diagonale zieht abwechselnd der rechte Ellbogen in Richtung des linken Knies bzw. der linke Ellbogen in Richtung des rechten Knies. Dabei liegt der Kopf in den Händen und der Blick geht schräg nach oben zur Decke. Anschließend wird der Oberkörper wieder abgesenkt. Anheben und Absenken des Oberkörpers ergeben einen Bewegungsrhythmus.

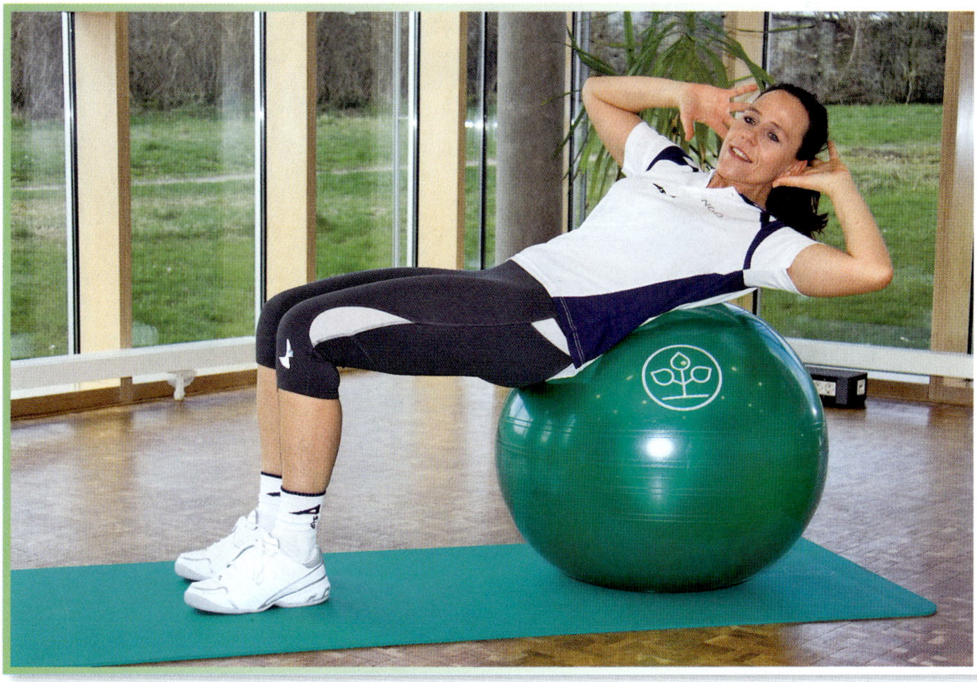

Muskulatur: Schräge Bauchmuskulatur

Trainingseffekt: Erhalt und Verbesserung der Kraft der schrägen Bauchmuskulatur zur Verbesserung der Stabilität der Wirbelsäule unter labilen äußeren Einflüssen.

Übung 23

Ausgangsposition: In der Rückenlage auf dem Ball sind die Füße hüftbreit so aufgestellt, dass die Kniegelenke senkrecht über den Fußgelenken stehen. Die Hände liegen hinter dem Kopf am Übergang zwischen Nacken und Hinterkopf, wobei die Ellbogen nach außen zeigen und der Blick geradeaus zur Decke geht.

Übungsbeschreibung: Ein Bein vom Boden lösen und im Kniegelenk strecken. Anschließend das Kniegelenk wieder beugen. Strecken und Beugen eines Beines ergeben einen Bewegungsrhythmus.

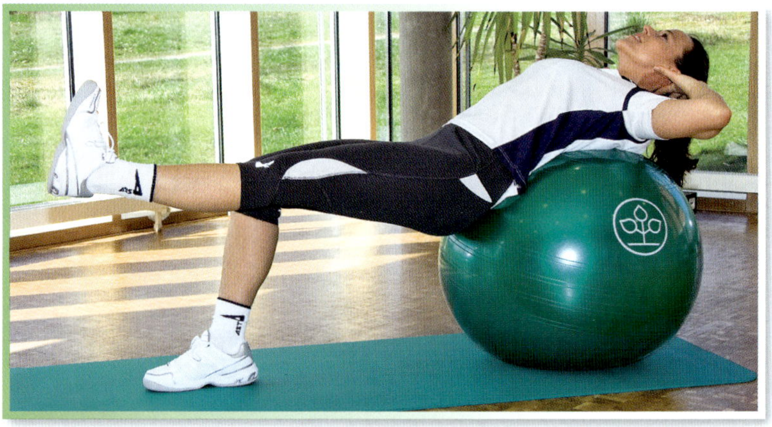

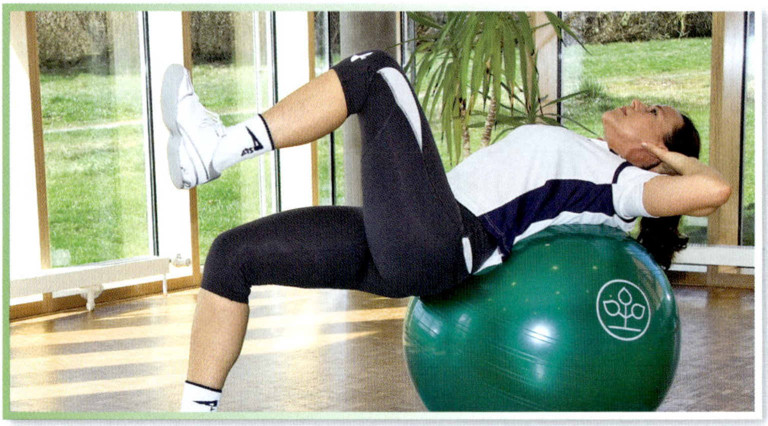

Muskulatur: Oberschenkelmuskulatur

Trainingseffekt: Erhalt und Verbesserung der Kraft im Oberschenkel zur Verbesserung der Stabilität im Kniegelenk unter labilen äußeren Einflüssen.

Variation 1: Ein Bein vom Boden lösen und im Kniegelenk strecken. Anschließend das Kniegelenk zum Körper hin anziehen und wieder strecken.

Übung 24

Ausgangsposition: In der Rückenlage auf dem Ball sind die Füße hüftbreit so aufgestellt, dass die Kniegelenke senkrecht über den Fußgelenken stehen. Die Arme werden auf Brusthöhe zur Decke hochgestreckt, wobei sich die Handflächen berühren. Der Blick geht geradeaus zur Decke hoch.

Übungsbeschreibung: Die gestreckten Arme werden durch Rotation im Oberkörper zu einer Seite hin abgesenkt. Danach die Arme durch Rotation im Oberkörper wieder anheben und über die Ausgangsstellung hinweg zur anderen Seite hin absenken. Das Absenken der Arme von einer Seite zur anderen ergibt einen Bewegungsrhythmus.

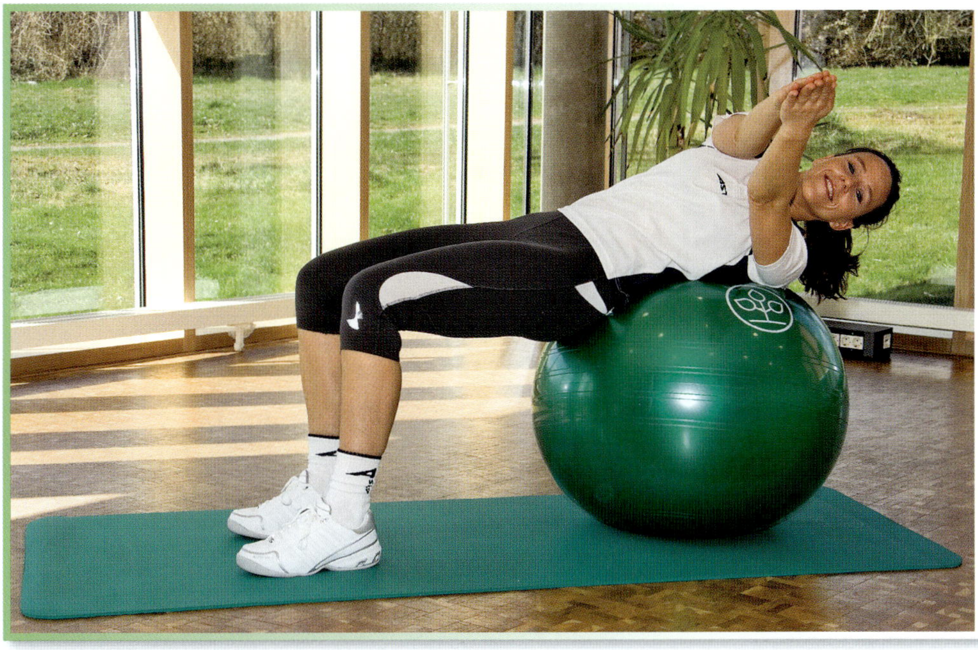

Muskulatur: Seitliche Bauchmuskulatur

Trainingseffekt: Erhalt und Verbesserung der Kraft der seitlichen Bauchmuskulatur zur Verbesserung der Stabilität der Wirbelsäule unter labilen äußeren Einflüssen.

Übung 25

Ausgangsposition: In der Rückenlage auf dem Ball sind die Füße hüftbreit so aufgestellt, dass die Kniegelenke senkrecht über den Fußgelenken stehen. Die Hände liegen hinter dem Kopf am Übergang zwischen Nacken und Hinterkopf, wobei die Ellbogen nach außen zeigen und der Blick geradeaus zur Decke geht.

Übungsbeschreibung: Durch Beugung der Beine rollt der Ball nach vorne, wodurch der Po zum Boden hin abgesenkt wird und sich der Oberkörper aufrichtet. Anschließend werden die Beine gestreckt. Der Ball rollt zurück, und der gesamte Körper kommt in Streckung. Beugen und Strecken der Beine ergeben einen Bewegungsrhythmus.

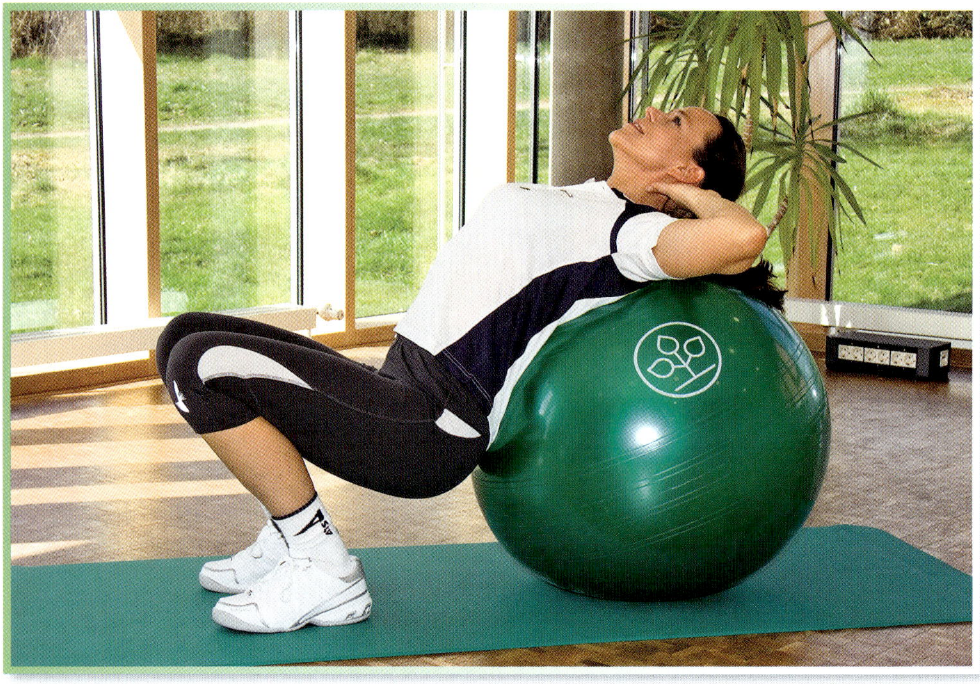

Muskulatur: Oberschenkelmuskulatur

Trainingseffekt: Erhalt und Verbesserung der Kraft im Oberschenkel zur Verbesserung der Stabilität im Knie- und Hüftgelenk unter labilen äußeren Einflüssen.

Übung 26

Ausgangsposition: In der Rückenlage auf dem Ball sind die Füße hüftbreit so aufgestellt, dass die Kniegelenke senkrecht über den Fußgelenken stehen. Hinter dem Rücken wird auf Höhe der Schulterblätter ein Physioband fixiert, wobei die Enden unter den Armen durch nach vorne in die Hände genommen werden. Dabei sind die Ellbogen gebeugt und werden auf Brusthöhe nach außen geführt. Das Physioband ist dabei schon auf Spannung. Der Blick geht geradeaus zur Decke hoch.

Übungsbeschreibung: Auf Brusthöhe werden die Arme vor dem Körper nach oben gestreckt und anschließend wieder gebeugt. Beugen und Strecken der Arme ergeben einen Bewegungsrhythmus.

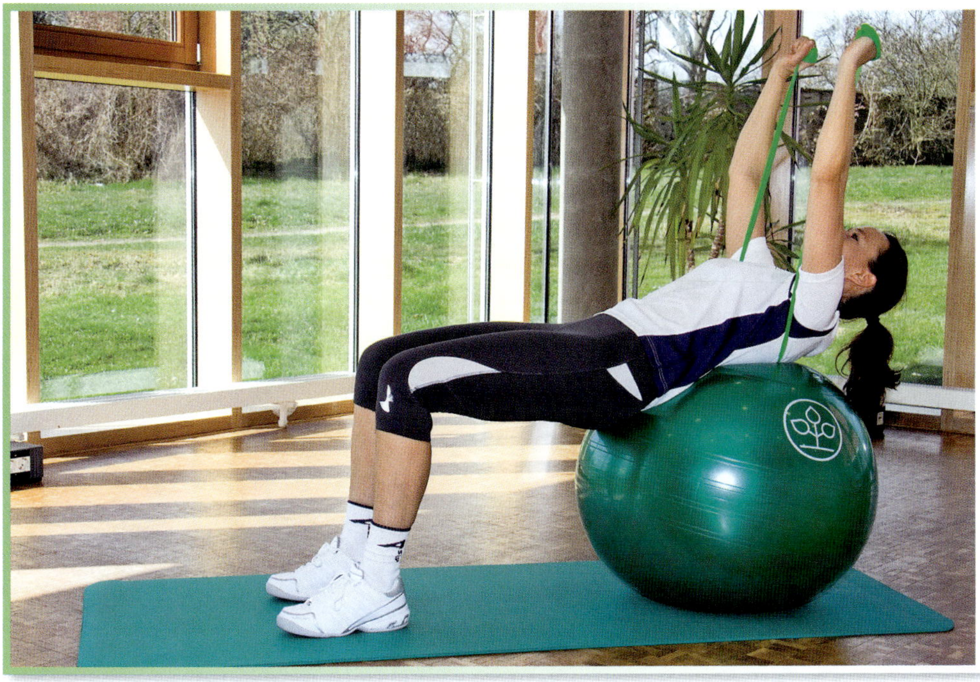

Muskulatur: Brustmuskulatur

Trainingseffekt: Erhalt und Verbesserung der Kraft in der Brustmuskulatur zur Verbesserung der Stabilität des Rumpfes unter labilen äußeren Einflüssen.

Übung 27

Ausgangsposition: In der Rückenlage auf dem Ball sind die Füße hüftbreit so aufgestellt, dass die Kniegelenke senkrecht über den Fußgelenken stehen. Die Arme sind auf Brusthöhe nach oben gestreckt und mit den Händen wird etwa schulterbreit ein Physioband auf Spannung gehalten. Der Blick geht geradeaus zur Decke hoch.

Übungsbeschreibung: Auf Brusthöhe werden die gestreckten Arme seitlich bis in die Waagerechte auseinandergezogen und anschließend wieder vor der Brust zusammengeführt. Auseinanderziehen und Zusammenführen der Arme ergeben einen Bewegungsrhythmus.

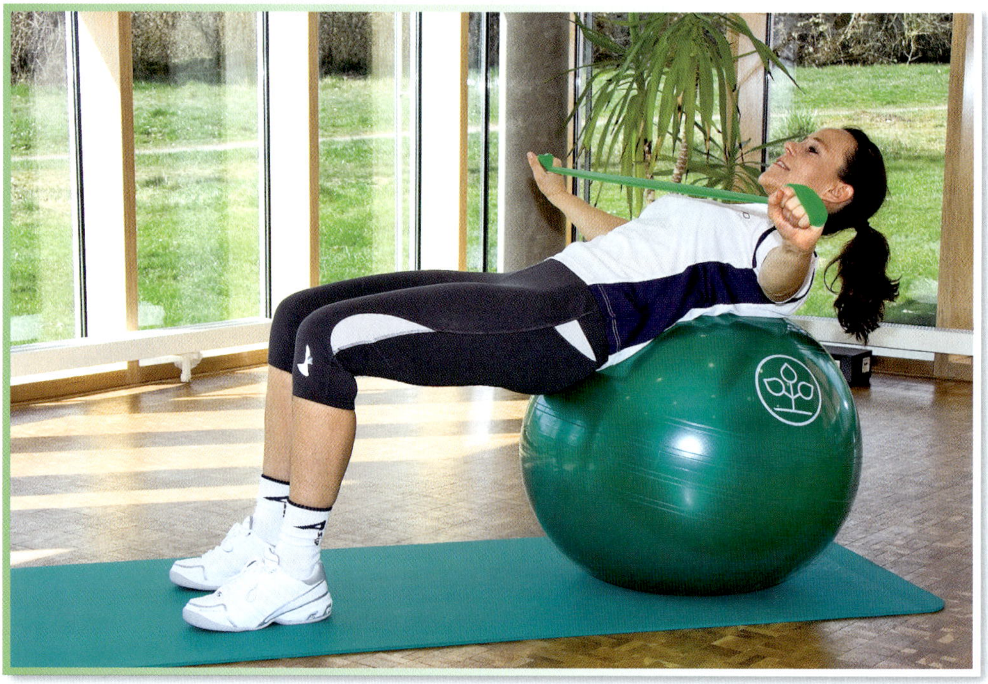

Muskulatur: Obere Rückenmuskulatur

Trainingseffekt: Erhalt und Verbesserung der Kraft in der oberen Rückenmuskulatur zur Verbesserung der Stabilität der Wirbelsäule unter labilen äußeren Einflüssen.

Übungen im Sitzen auf dem Ball

Übung 28

Ausgangsposition: Auf dem Ball sitzend sind die Füße hüftbreit aufgestellt. Die Hände liegen auf den Oberschenkeln, und der Rücken wird gerade gehalten. Der Blick ist geradeaus nach vorne gerichtet.

Übungsbeschreibung: Beide Beine leicht vom Boden lösen und versuchen, das Gleichgewicht zu halten.

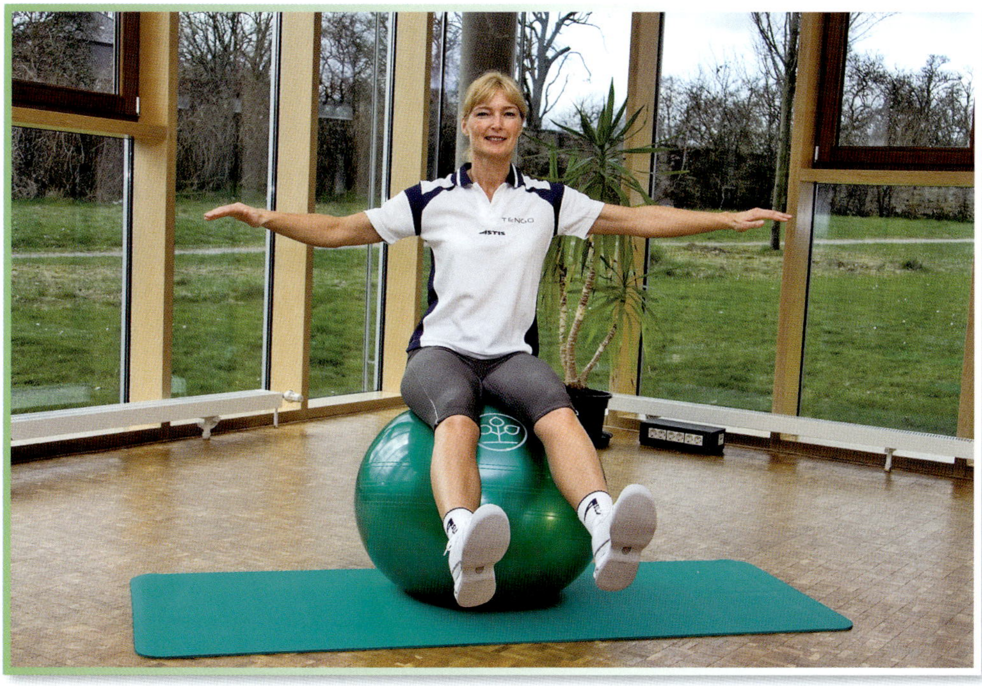

Muskulatur: Ganzkörperspannung

Trainingseffekt: Erhalt und Verbesserung der Körperspannung zur Sicherung des Gleichgewichts unter labilen äußeren Einflüssen.

Übung 29

Ausgangsposition: Auf dem Ball sitzend sind die Füße hüftbreit aufgestellt. Die Hände liegen auf den Oberschenkeln und der Rücken wird gerade gehalten. Der Blick ist geradeaus nach vorne gerichtet.

Übungsbeschreibung: Ein Bein vom Boden lösen und das Knie zum Körper hin anziehen. Anschließend das Bein wieder zum Boden hin strecken. Beugen und Strecken des Beines ergeben einen Bewegungsrhythmus.

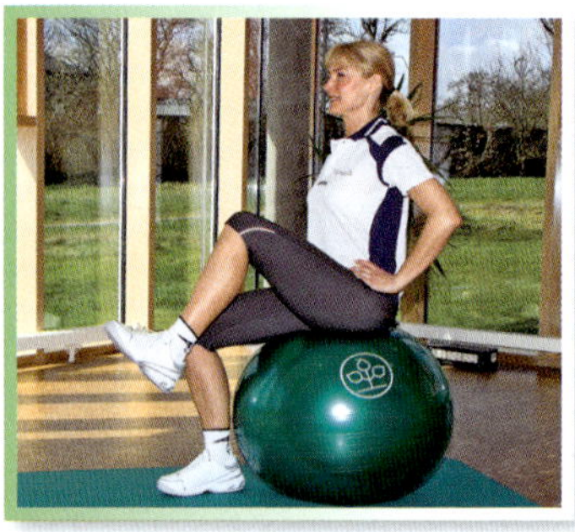

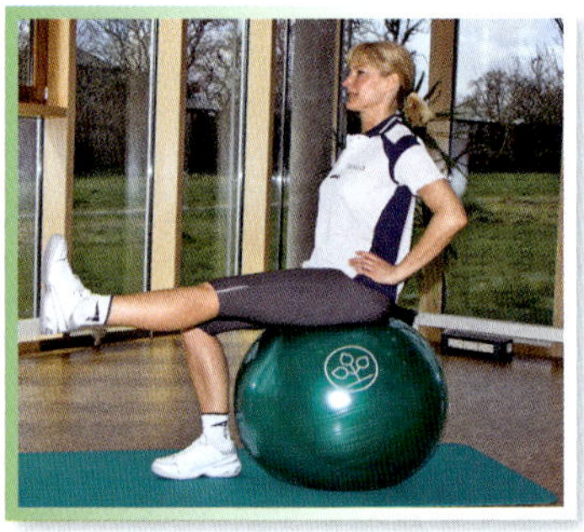

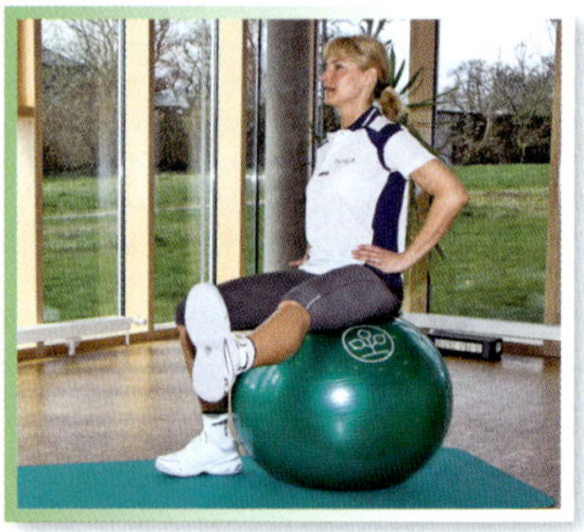

Muskulatur: Oberschenkel- und Hüftbeugemuskulatur

Trainingseffekt: Erhalt und Verbesserung der Kraft der Oberschenkel- und Hüftbeugemuskulatur zur Verbesserung der Stabilität im Knie- und Hüftgelenk unter labilen äußeren Einflüssen.

Variation 1: Ein Bein vom Boden lösen und im Kniegelenk strecken. Das gestreckte Bein in kleinen Bewegungen auf und ab bewegen.

Variation 2: Ein Bein vom Boden lösen und im Kniegelenk strecken. Das gestreckte Bein in kleinen Bewegungen bodenparallel von links nach rechts bewegen.

Variation 3: Ein Bein vom Boden lösen und im Kniegelenk strecken. Mit dem gestreckten Bein Formen, Muster, Zahlen oder Buchstaben in die Luft schreiben. (ohne Abb.)

Übung 30

Ausgangsposition: Auf dem Ball sitzend sind die Füße hüftbreit aufgestellt. Die Hände liegen mit den Fingerspitzen an den Schläfen, wobei die Ellbogen nach außen zeigen. Der Rücken wird gerade gehalten, und der Blick ist geradeaus nach vorne gerichtet.

Übungsbeschreibung: Ein Bein ganz leicht vom Boden lösen, so dass das Kniegelenk weiterhin gebeugt bleibt. Anschließend durch Rotation um die Längsachse den Oberkörper nach rechts drehen. Danach wird der Oberkörper zur anderen Seite gedreht. Die Rotation des Oberkörpers von der einen zur anderen Seite ergibt einen Bewegungsrhythmus.

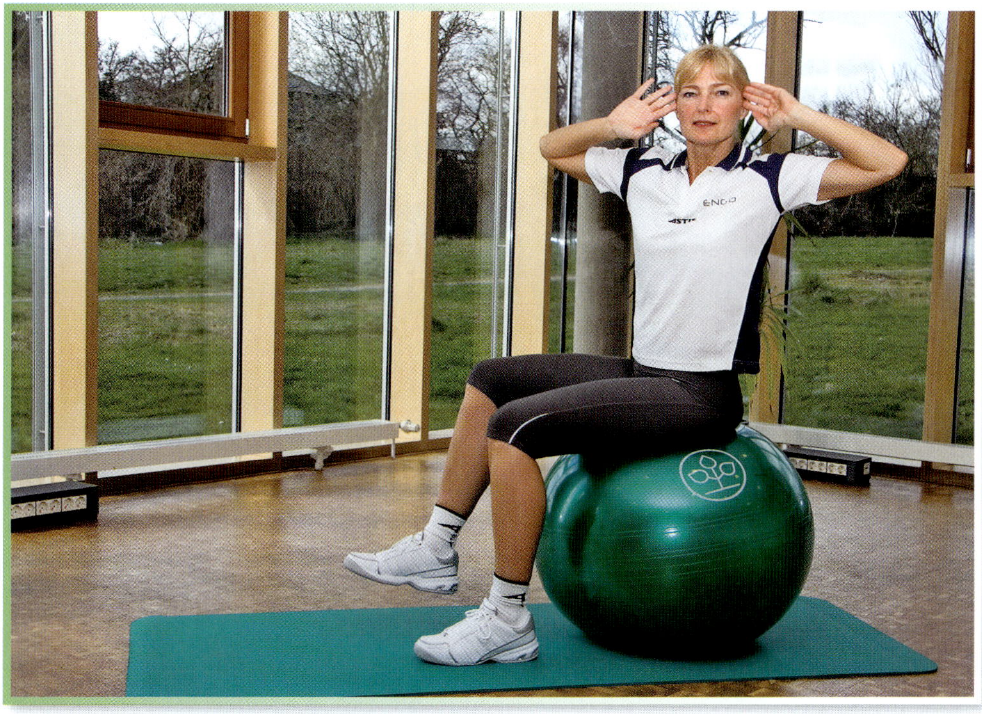

Muskulatur: Ganzkörperspannung

Trainingseffekt: Erhalt und Verbesserung der Körperspannung zur Sicherung des Gleichgewichts unter labilen äußeren Einflüssen.

Übung 31

Ausgangsposition: Auf dem Ball sitzend sind die Füße hüftbreit aufgestellt. Unter dem rechten Fuß wird ein Physioband so am Boden fixiert, dass es über die Innenkante des Fußes nach oben kommt. Dort wird es mit gestrecktem linkem Arm über dem rechten Knie leicht auf Spannung gehalten. Die rechte Hand liegt auf dem rechten Oberschenkel ab und der Rücken wird gerade gehalten. Dabei ist der Blick geradeaus nach vorne gerichtet.

Übungsbeschreibung: Das linke Bein ganz leicht vom Boden lösen, so dass das Kniegelenk weiterhin gebeugt bleibt. Anschließend durch Rotation um die Längsachse den Oberkörper nach links drehen und dabei den gestreckten linken Arm auf Kopfhöhe nach hinten-oben mit anheben. Danach rotiert der Oberkörper wieder zurück und der Arm wird in die Ausgangsstellung abgesenkt.
Das Anheben und Absenken des Armes bei gleichzeitiger Rotation des Oberkörpers ergeben einen Bewegungsrhythmus.

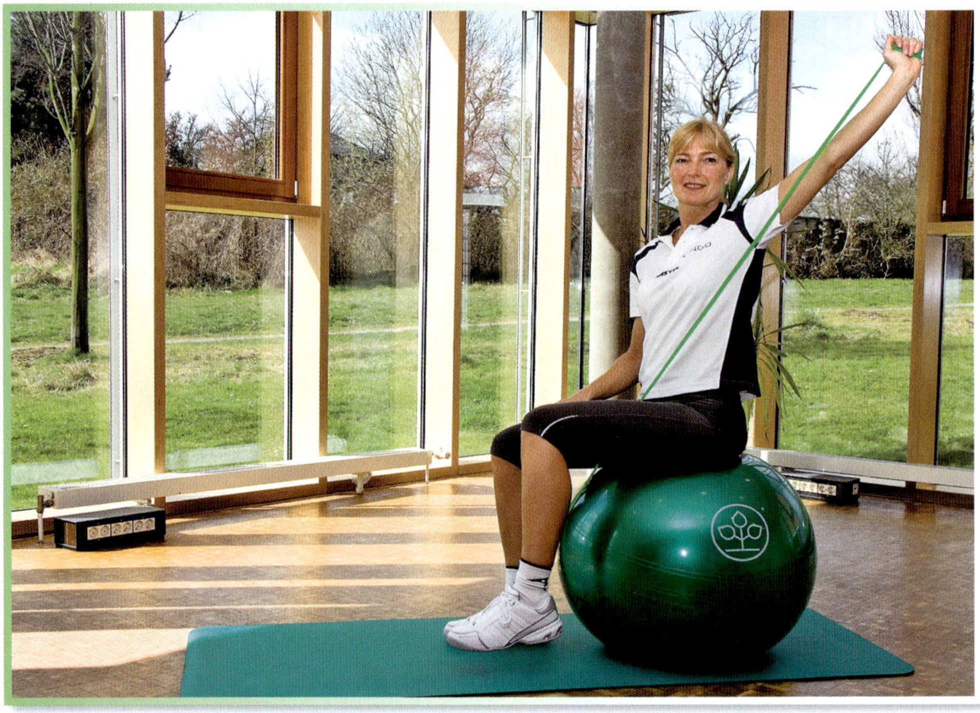

Muskulatur: Rumpfmuskulatur

Trainingseffekt: Erhalt und Verbesserung der Kraft der Rumpfmuskulatur zur Verbesserung der Stabilität der Wirbelsäule unter labilen äußeren Einflüssen.

Übung 32

Ausgangsposition: Auf dem Ball sitzend sind die Füße hüftbreit aufgestellt. Auf Brusthöhe wird im Abstand von etwa 1,5 Meter ein Physioband frontal so fixiert (z.B. durch den Partner), dass man die Enden jeweils in eine Hand nehmen kann. Dabei ist das Physioband schon leicht unter Spannung. Der Rücken wird gerade gehalten, und der Blick ist geradeaus nach vorne gerichtet.

Übungsbeschreibung: Beide Arme auf Brusthöhe anheben, wobei die Daumen nach oben zeigen. Gleichzeitig ein Bein ganz leicht vom Boden lösen, so dass das Kniegelenk weiterhin gebeugt bleibt. Anschließend die Ellbogen eng am Körper vorbei nach hinten führen und dabei die Schulterblätter zusammenziehen. Danach die Arme wieder nach vorne strecken. Beugen und Strecken der Arme ergeben einen Bewegungsrhythmus.

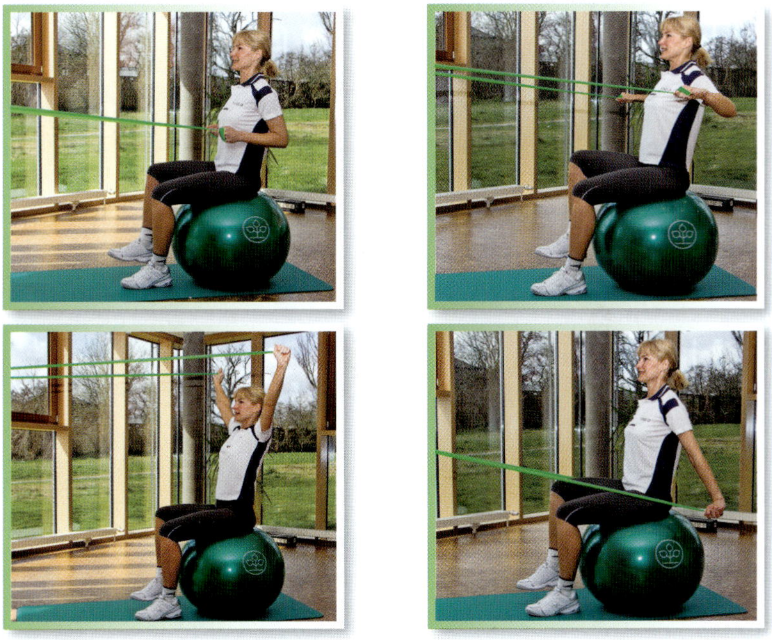

Muskulatur: Obere Rückenmuskulatur

Trainingseffekt: Erhalt und Verbesserung der Kraft der oberen Rückenmuskulatur zur Verbesserung der Stabilität der Wirbelsäule unter labilen äußeren Einflüssen.

Variation 1: Die Ellbogen auf Brusthöhe weit vom Körper weg nach hinten ziehen.

Variation 2: Die gestreckten Arme bis auf Kopfhöhe nach hinten ziehen.

Variation 3: Die gestreckten Arme neben dem Ball nach hinten ziehen.

Übung 33

Ausgangsposition: Auf dem Ball sitzend sind die Füße hüftbreit aufgestellt. Auf Brusthöhe wird im Abstand von etwa 1,5 Meter ein Physioband seitlich so fixiert (z.B. durch Partner o.ä.), dass man die Enden jeweils in beide Hände nehmen kann. Dabei liegen die Hände ineinander, die Arme sind auf Brusthöhe gestreckt und das Physioband ist schon leicht unter Spannung. Der Rücken wird gerade gehalten, und der Blick ist geradeaus nach vorne gerichtet.

Übungsbeschreibung: Ein Bein ganz leicht vom Boden lösen, so dass das Kniegelenk weiterhin gebeugt bleibt. Anschließend durch Rotation des Oberkörpers das Physioband weiter spannen, wobei die Arme gestreckt vor dem Körper bleiben. Danach den Oberkörper wieder in die Ausgangsstellung rotieren. Die Rotation des Oberkörpers ergibt einen Bewegungsrhythmus.

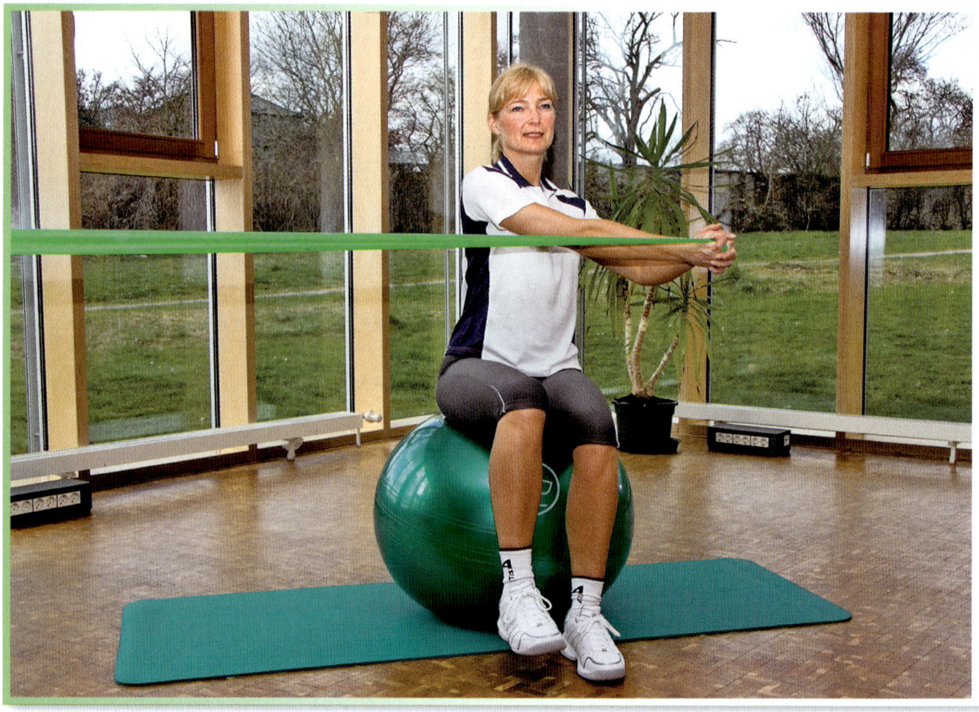

Muskulatur: Seitliche Bauch- und obere Rückenmuskulatur

Trainingseffekt: Erhalt und Verbesserung der Kraft der seitlichen Bauch- sowie oberen Rückenmuskulatur zur Verbesserung der Stabilität der Wirbelsäule unter labilen äußeren Einflüssen.

Übung 34

Ausgangsposition: Auf dem Ball sitzend sind die Füße hüftbreit aufgestellt. Auf Brusthöhe wird im Abstand von etwa 1,5 Meter ein Physioband hinter dem Körper so fixiert (z.B. durch den Partner), dass man die Enden jeweils in eine Hand nehmen kann. Dabei wird das Physioband unter den Armen durch nach vorne geführt. Es ist bei gebeugten Armen schon leicht unter Spannung. Der Rücken wird gerade gehalten, und der Blick ist geradeaus nach vorne gerichtet.

Übungsbeschreibung: Beide Arme auf Brusthöhe anheben, so dass die Ellbogen nach außen zeigen. Gleichzeitig ein Bein ganz leicht vom Boden lösen, so dass das Kniegelenk weiterhin gebeugt bleibt. Anschließend die Arme nach vorne strecken und wieder beugen. Strecken und Beugen der Arme ergeben einen Bewegungsrhythmus.

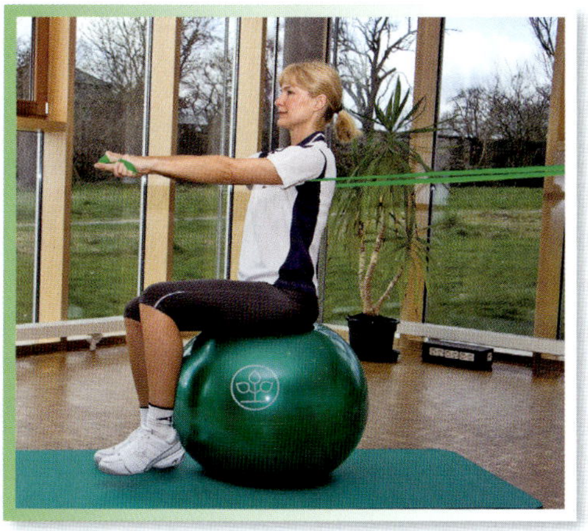

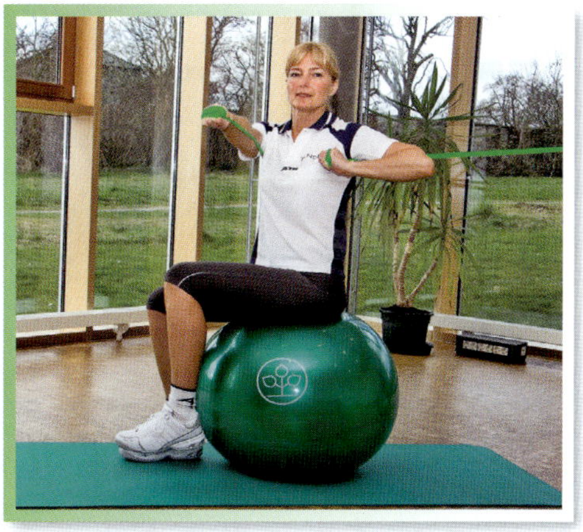

Muskulatur: Brustmuskulatur

Trainingseffekt: Erhalt und Verbesserung der Kraft der Brustmuskulatur zur Verbesserung der Stabilität des Rumpfes unter labilen äußeren Einflüssen.

Variation 1: Einseitig durch Rotation des Oberkörpers das Physioband nach vorne strecken.

Übungen in der Bauchlage auf dem Ball

Übung 35

Ausgangsposition: In der Bauchlage sind die Füße hüftbreit aufgestellt. Die Ellbogen sind auf dem Ball aufgestützt, und der Oberkörper lehnt entspannt am Ball.

Übungsbeschreibung: Die Beine werden nach hinten gestreckt, so dass nur noch die Fußspitzen den Boden berühren. Gleichzeitig wird der Oberkörper auf die Ellbogen aufgestützt, so dass Oberkörper und Beine eine gerade Linie bilden. Die Spannung wird gehalten.

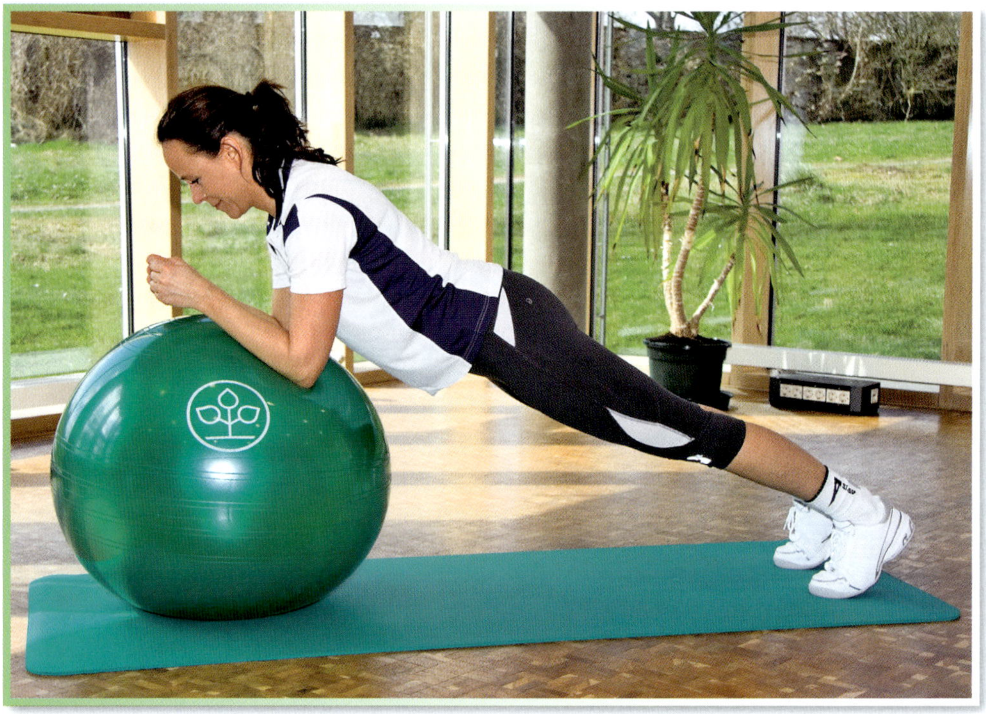

Muskulatur: Rumpfmuskulatur

Trainingseffekt: Erhalt und Verbesserung der Kraft der Rumpfmuskulatur zur Verbesserung der Stabilität der Wirbelsäule unter labilen äußeren Einflüssen.

Übung 36

Ausgangsposition: In der Bauchlage sind die Füße hüftbreit aufgestellt. Die Hände liegen oben seitlich auf dem Ball und der Oberkörper lehnt entspannt dagegen.

Übungsbeschreibung: Die Beine werden nach hinten gestreckt, so dass nur noch die Fußspitzen den Boden berühren. Gleichzeitig werden die Arme gestreckt, so dass Oberkörper und Beine eine gerade Linie bilden. Anschließend werden die Arme wieder gebeugt, so dass sich der Oberkörper wieder dem Ball nähert. Strecken und Beugen der Arme ergeben einen Bewegungsrhythmus.

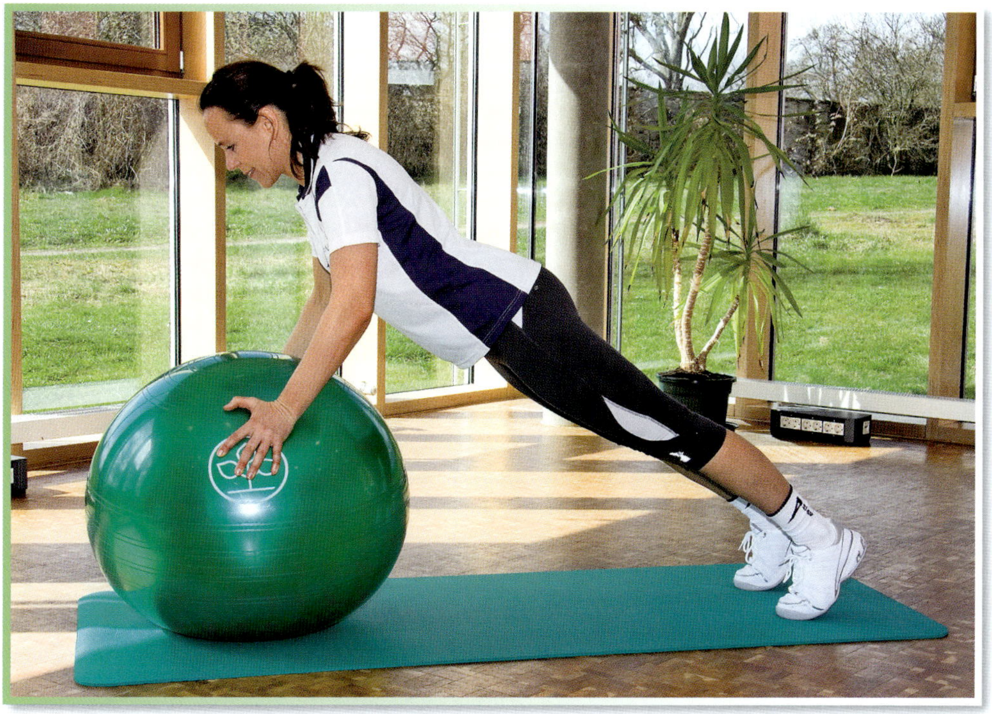

Muskulatur: Rumpfmuskulatur

Trainingseffekt: Erhalt und Verbesserung der Kraft der Rumpfmuskulatur zur Verbesserung der Stabilität der Wirbelsäule unter labilen äußeren Einflüssen.

Übung 37

Ausgangsposition: In der Bauchlage sind die Füße hüftbreit aufgestellt. Die Arme werden locker seitlich neben dem Ball gehalten und der Oberkörper lehnt entspannt am Ball.

Übungsbeschreibung: Die Beine werden nach hinten gestreckt, so dass nur noch die Fußspitzen den Boden berühren. Gleichzeitig wird der Oberkörper angehoben, so dass Oberkörper und Beine eine gerade Linie bilden. Dabei werden die Hände an die Schläfen gelegt, so dass die Ellbogen nach außen zeigen. Anschließend wird der Oberkörper wieder leicht abgesenkt. Anheben und Absenken des Oberkörpers ergeben einen Bewegungsrhythmus.

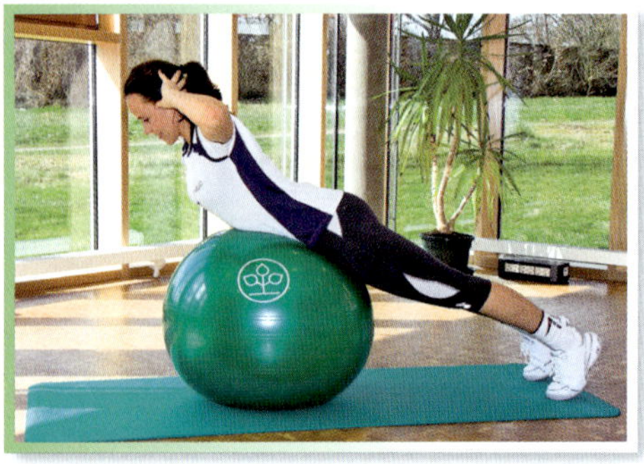

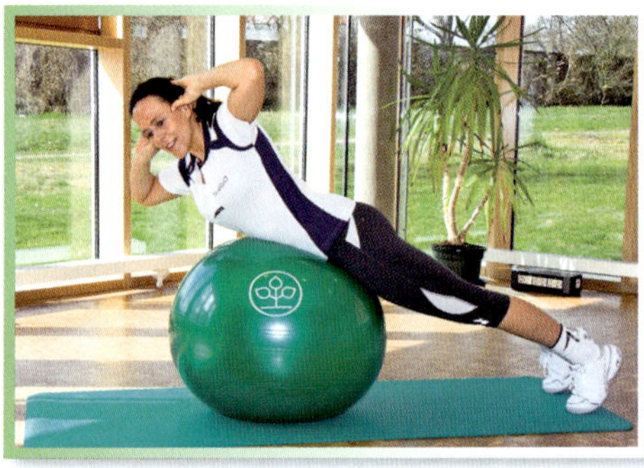

Muskulatur: Obere und untere Rückenmuskulatur

Trainingseffekt: Erhalt und Verbesserung der Kraft der Rückenmuskulatur zur Verbesserung der Stabilität der Wirbelsäule unter labilen äußeren Einflüssen.

Variation 1: Durch Rotation des Oberkörpers werden die Ellbogen abwechselnd rechts und links angehoben bzw. abgesenkt.

Übung 38

Ausgangsposition: In der Bauchlage sind die Füße hüftbreit aufgestellt. Die Arme werden locker seitlich neben dem Ball gehalten und der Oberkörper lehnt entspannt am Ball.

Übungsbeschreibung: Die Beine werden nach hinten gestreckt, so dass nur noch die Fußspitzen den Boden berühren. Gleichzeitig wird der Oberkörper angehoben, so dass Oberkörper und Beine eine gerade Linie bilden. Dabei werden beide Arme neben den Kopf angehoben und nach vorne gestreckt. Anschließend werden die Arme wieder neben den Körper heruntergezogen, so dass die Hände etwa auf Augenhöhe kommen. Strecken und Beugen der Arme ergeben einen Bewegungsrhythmus.

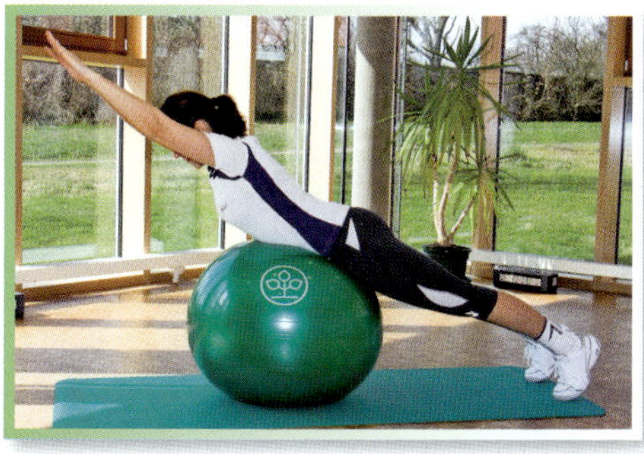

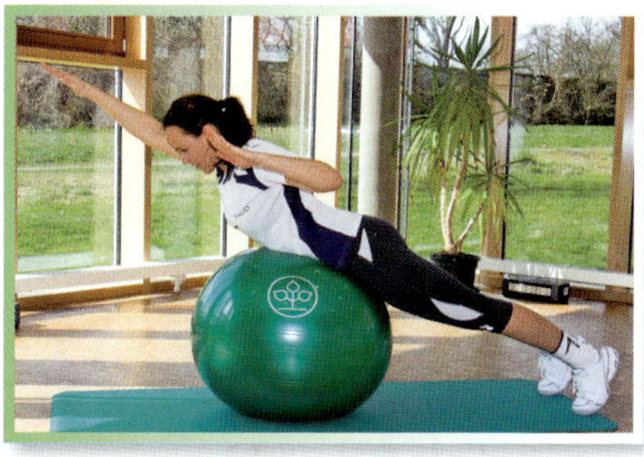

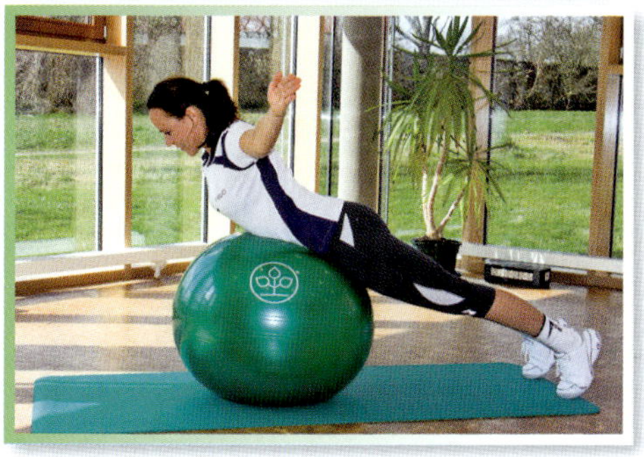

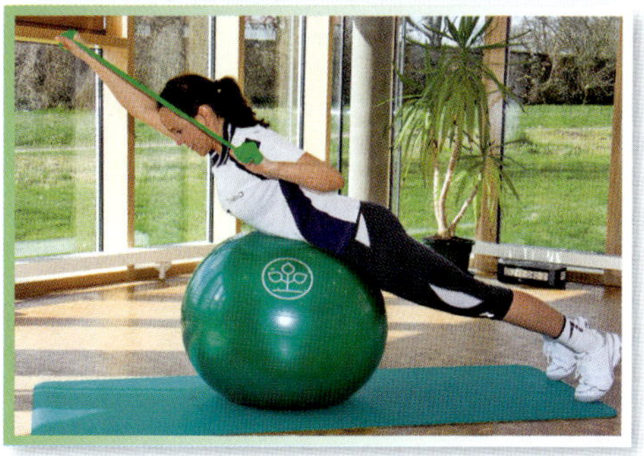

Muskulatur: Obere und untere Rückenmuskulatur

Trainingseffekt: Erhalt und Verbesserung der Kraft der Rückenmuskulatur zur Verbesserung der Stabilität der Wirbelsäule unter labilen äußeren Einflüssen.

Variation 1: Arme wechselseitig nach vorne strecken.

Variation 2: Arme auf Schulterhöhe seitlich vom Körper strecken und gestreckt nach oben anheben.

Variation 3: Die gleichen Übungen unter Einsatz eines Physiobandes.

Übung 39

Ausgangsposition: In der Bauchlage sind die Füße hüftbreit aufgestellt. Die Arme werden locker seitlich neben dem Ball gehalten und der Oberkörper lehnt entspannt am Ball.

Übungsbeschreibung: Die Arme schulterbreit soweit vor dem Ball auf dem Boden aufsetzen, dass die Hüfte auf dem Ball liegt. Dabei werden die Beine in die Luft angehoben, so dass Oberkörper und Beine eine Linie bilden. Aus dieser Position heraus werden die gestreckten Beine wechselseitig auf und ab bewegt. Die wechselseitige Auf- und Abwärtsbewegung der Beine ergibt einen Bewegungsrhythmus.

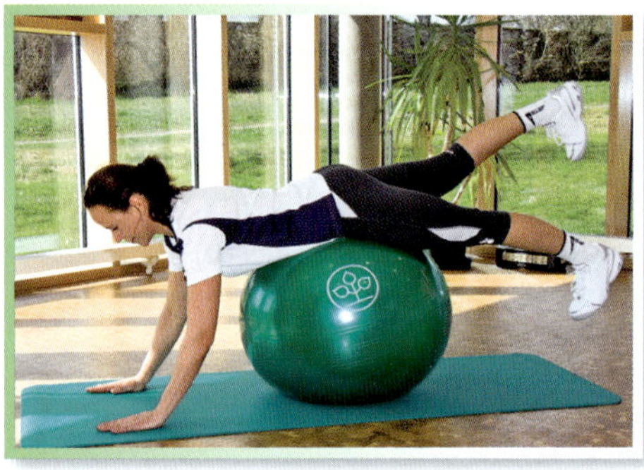

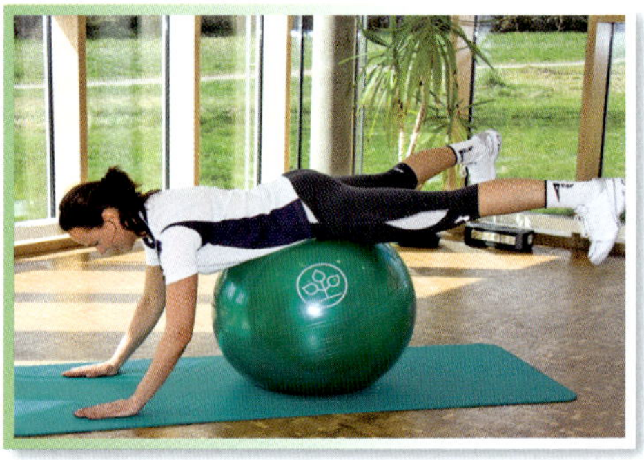

Muskulatur: Untere Rücken- und Gesäßmuskulatur

Trainingseffekt: Erhalt und Verbesserung der Kraft der unteren Rücken- sowie Gesäßmuskulatur zur Verbesserung der Stabilität der Wirbelsäule unter labilen äußeren Einflüssen.

Variation 1: Die gestreckten Beine öffnen und schließen.

Übung 40

Ausgangsposition: In der Bauchlage sind die Füße hüftbreit aufgestellt. Die Arme werden locker seitlich neben dem Ball gehalten, und der Oberkörper lehnt entspannt am Ball.

Übungsbeschreibung: Die Arme schulterbreit soweit vor dem Ball auf dem Boden aufsetzen, dass die Hüfte auf dem Ball liegt. Dabei werden die Beine in die Luft angehoben, so dass Oberkörper und Beine eine Linie bilden. Durch Rotation der Beine wird die Hüfte etwa um 90° gedreht. Dabei nehmen die gestreckten Beine eine Schrittposition ein. Anschließend werden die Beine in die andere Richtung rotiert.
Die Rotation der Beine ergibt einen Bewegungsrhythmus.

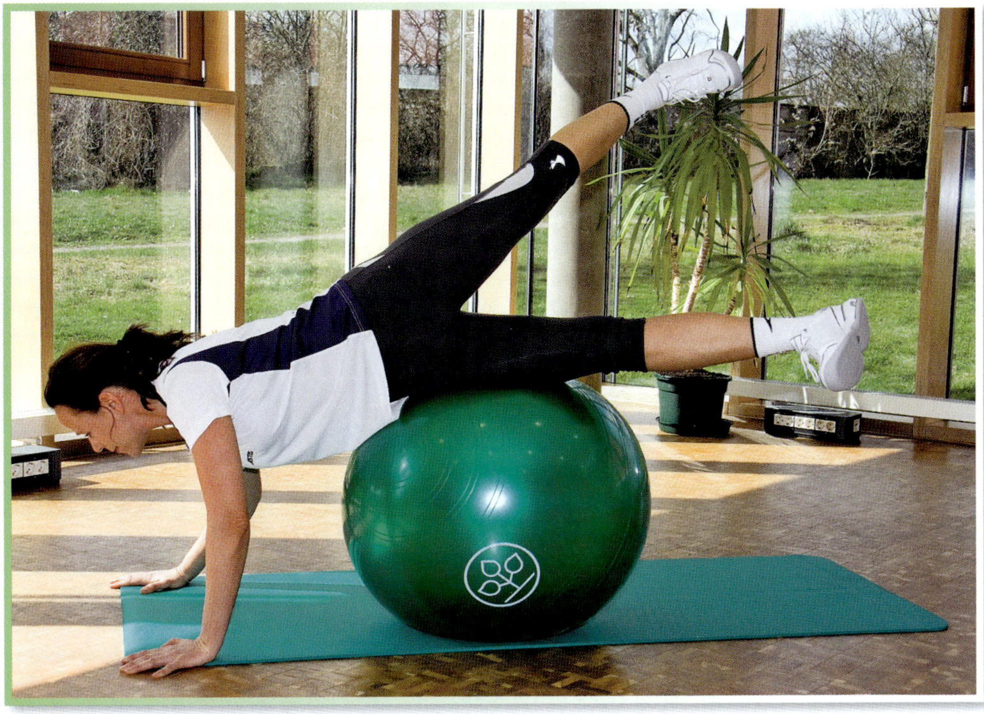

Muskulatur: Rumpfmuskulatur

Trainingseffekt: Erhalt und Verbesserung der Kraft der Rumpfmuskulatur zur Verbesserung der Stabilität der Wirbelsäule unter labilen äußeren Einflüssen.

Übung 41

Ausgangsposition: In der Bauchlage sind die Füße hüftbreit aufgestellt. Die Arme werden locker seitlich neben dem Ball gehalten und der Oberkörper lehnt entspannt am Ball.

Übungsbeschreibung: Die Arme schulterbreit soweit vor dem Ball auf dem Boden aufsetzen, dass die Füße auf dem Ball liegen. Dabei bilden Oberkörper und Beine eine Linie. Durch Beugen der Arme wird der Oberkörper abgesenkt. Anschließend werden die Arme wieder gestreckt. Beugen und Strecken der Arme ergeben einen Bewegungsrhythmus.

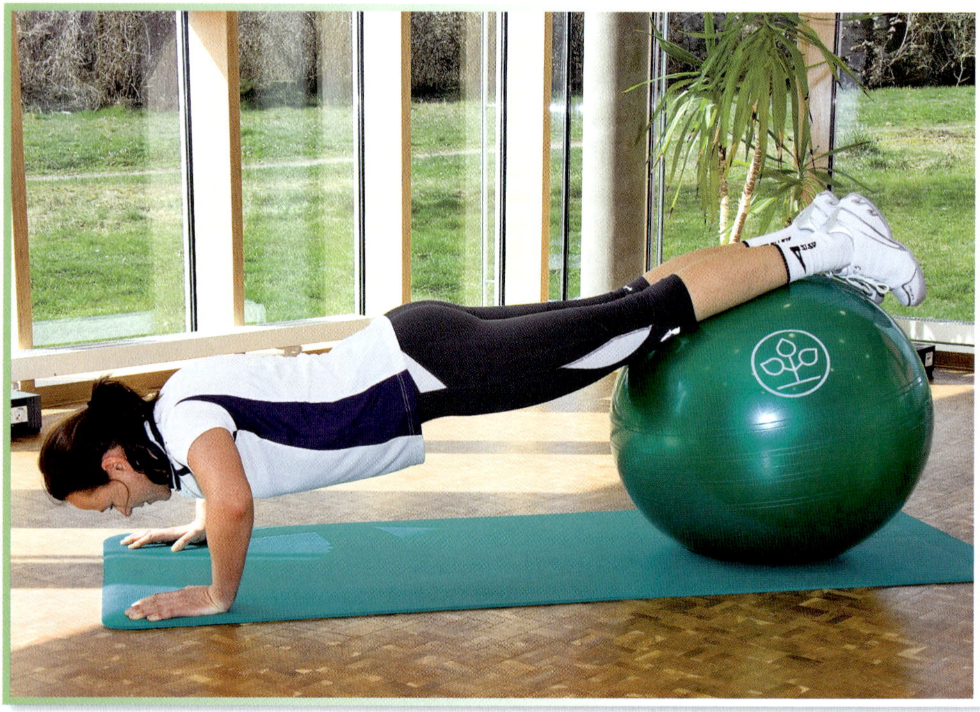

Muskulatur: Rumpf- und Brustmuskulatur

Trainingseffekt: Erhalt und Verbesserung der Kraft der Rumpfmuskulatur zur Verbesserung der Stabilität der Wirbelsäule unter labilen äußeren Einflüssen.

Übung 42

Ausgangsposition: In der Bauchlage sind die Füße hüftbreit aufgestellt. Die Arme werden locker seitlich neben dem Ball gehalten, und der Oberkörper lehnt entspannt am Ball.

Übungsbeschreibung: Die Arme schulterbreit soweit vor dem Ball auf dem Boden aufsetzen, dass die Füße auf dem Ball liegen. Dabei bilden Oberkörper und Beine eine Linie. Durch Anziehen der Knie zur Brust hin wird der Ball in Richtung Körper gerollt. Anschließend werden die Beine wieder gestreckt. Anziehen und Strecken der Beine ergeben einen Bewegungsrhythmus.

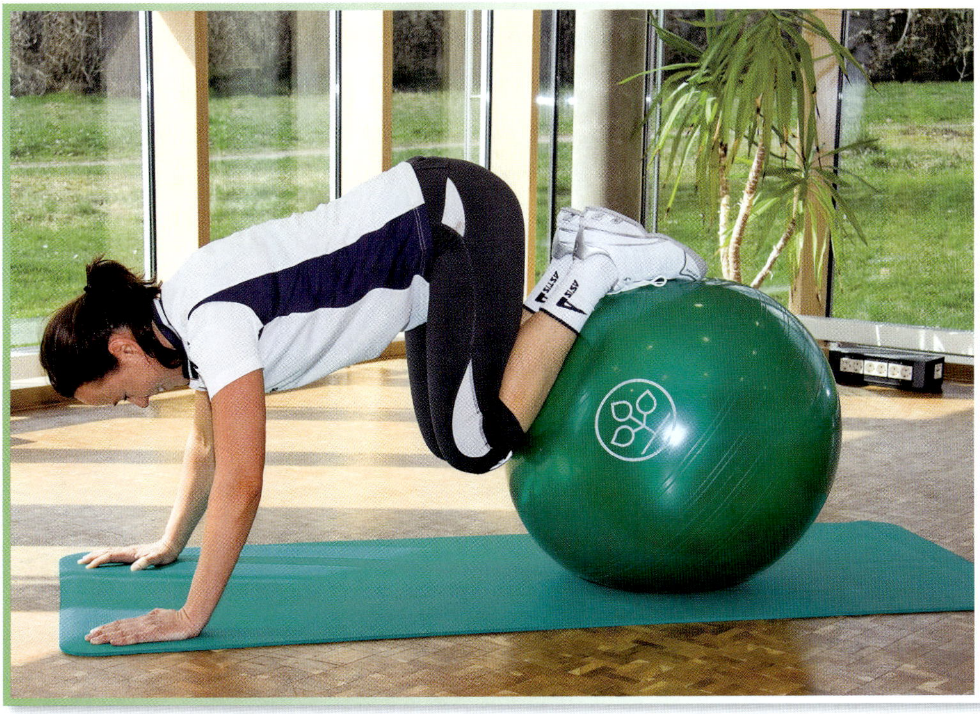

Muskulatur: Ganzkörperspannung

Trainingseffekt: Erhalt und Verbesserung der Ganzkörperspannung zur Verbesserung der Ganzkörperstabilisation unter labilen äußeren Einflüssen.

3.2.2 Training mit dem Ballkissen

Ähnlich wie der Fitball stellt das Ballkissen eine multifunktionale Möglichkeit dar, etwas für seine Gesundheit zu tun. Als unterstützendes Sitzpolster zur Dynamisierung der Sitzhaltung in der Freizeit oder im Büro galt es schon lange als sehr praktikable Alternative bei Rückenbeschwerden. In den letzten Jahren hat es aber auch im Training der Koordination und des Gleichgewichts mehr und mehr an Bedeutung gewonnen und ist in diesem Kontext aus dem Trainingsalltag kaum noch wegzudenken.

Viele der hier dargestellten Übungen können alternativ auch mit dem in *Kapitel 3.2.3* vorgestellten Therapiekreisel durchgeführt werden.

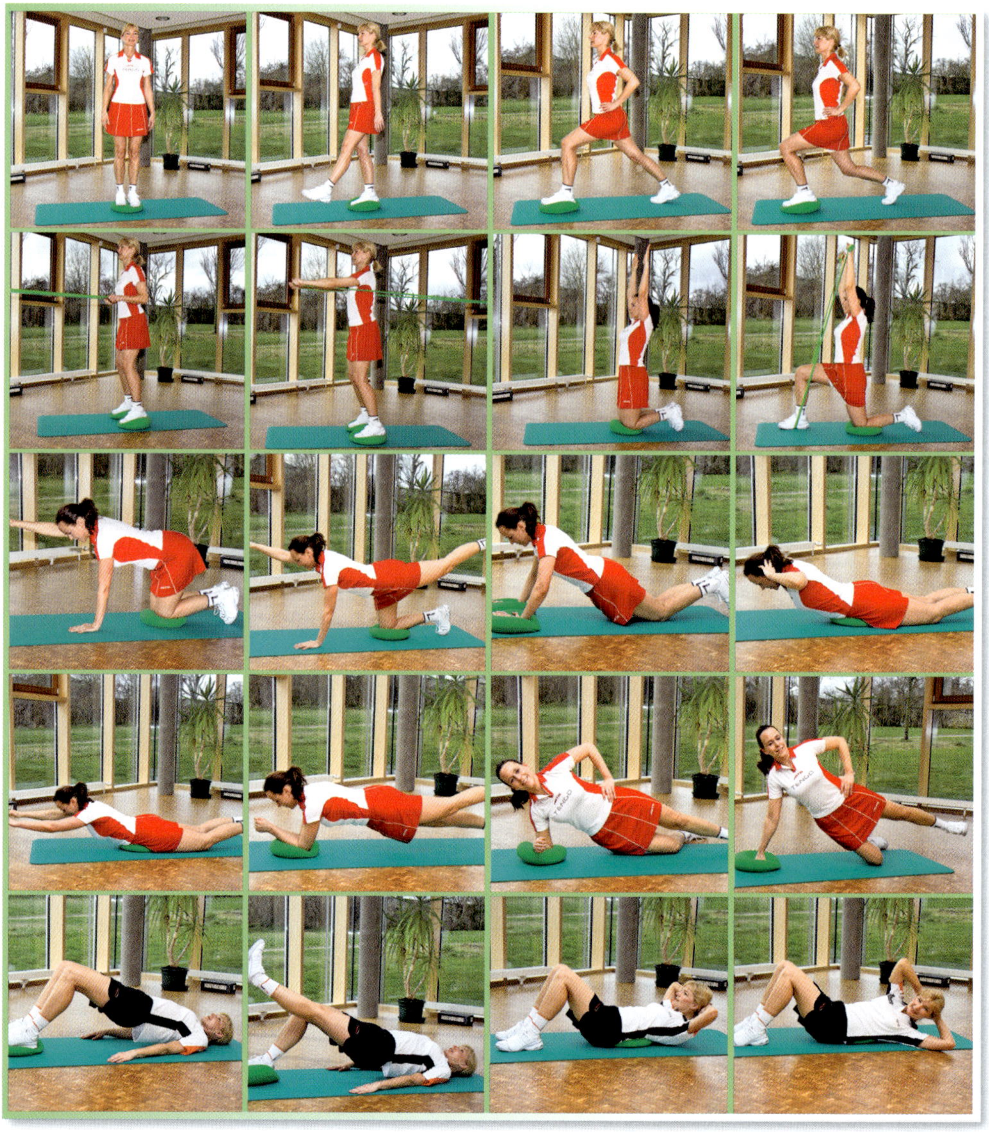

Übungen im Stand

Übung 43

Ausgangsposition: Im Parallelstand sind beide Füße auf das Ballkissen aufgestellt. Die Knie sind leicht gebeugt und der Rücken wird gerade gehalten. Die Arme hängen seitlich neben dem Körper und der Blick ist geradeaus nach vorne gerichtet.

Übungsbeschreibung: Zunächst wird versucht, die Standposition stabil zu halten.

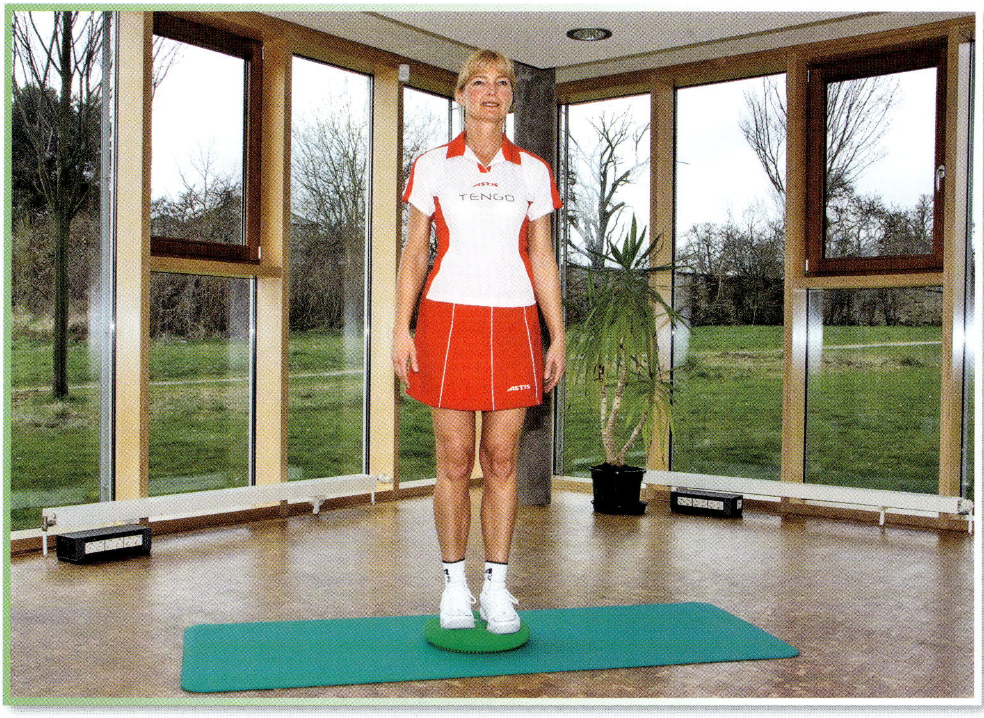

Muskulatur: Ganzkörperspannung

Trainingseffekt: Erhalt und Verbesserung der Ganzkörperspannung zur Verbesserung der Koordination und des Gleichgewichts unter labilen äußeren Einflüssen.

Variation 1: Verlagerung des Körpergewichtes zur Seite oder vor und zurück (ohne Abbildung).

Übung 44

Ausgangsposition: Im Stand steht ein Fuß mittig auf dem Ballkissen. Der andere Fuß ist neben dem Kissen platziert. Die Knie sind leicht gebeugt, und der Rücken wird gerade gehalten. Die Arme hängen seitlich neben dem Körper, und der Blick ist geradeaus nach vorne gerichtet.

Übungsbeschreibung: Das Bein, welches auf dem Boden steht, wird vom Boden gelöst und ist nun das Spielbein. Im Einbeinstand wird das Spielbein vor- und zurückgependelt. Das Vor- und Zurückpendeln des Spielbeines ergibt einen Bewegungsrhythmus.

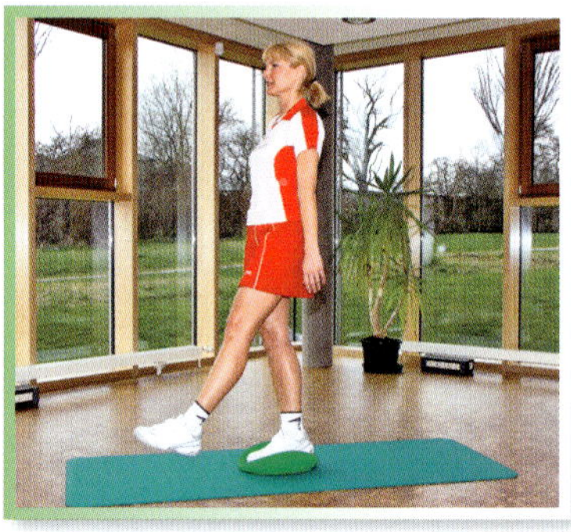

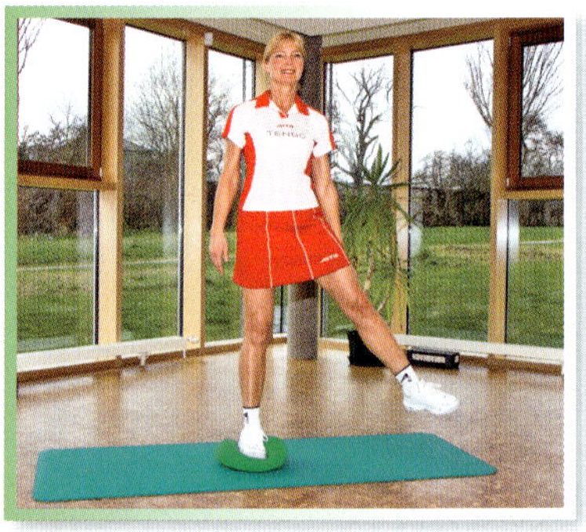

Muskulatur: Ganzkörperspannung

Trainingseffekt: Erhalt und Verbesserung der Ganzkörperspannung zur Verbesserung der Koordination und des Gleichgewichts unter labilen äußeren Einflüssen.

Variation 1: Das Spielbein seitlich pendeln.

Variation 2: Das Spielbein kreisen (ohne Abbildung).

Übung 45

Ausgangsposition: In der Schrittstellung steht der vordere Fuß mittig auf dem Ballkissen, wobei das Knie leicht gebeugt ist. Das hintere Bein ist gestreckt, und die Ferse ist vom Boden gelöst. Die Hände sind in die Hüften gestützt, und der Oberkörper ist ganz leicht nach vorne gebeugt. Dabei ist der Blick geradeaus nach vorne gerichtet.

Übungsbeschreibung: Das vordere Bein wird im Kniegelenk soweit gebeugt, bis das Knie auf Höhe der Fußspitze ist. Dabei bleibt der Oberkörper stabil in der leichten Vorneigung, und das hintere Bein bleibt gestreckt. Beugen und Strecken des vorderen Beines ergeben einen Bewegungsrhythmus.

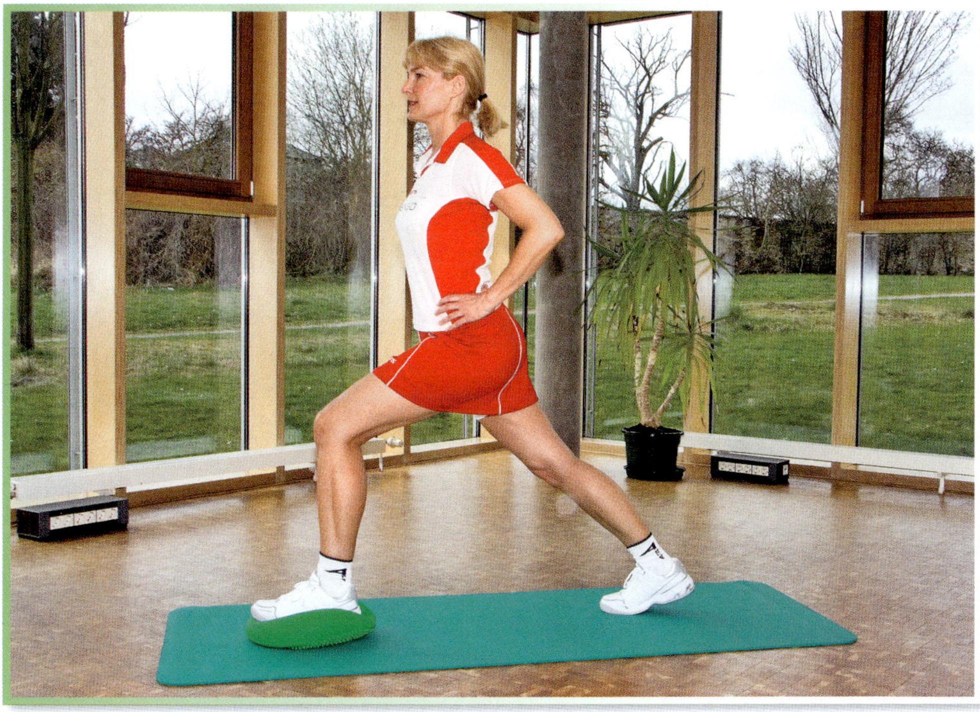

Muskulatur: Oberschenkelmuskulatur

Trainingseffekt: Erhalt und Verbesserung der Kraft im Oberschenkel zur Verbesserung der Stabilität im Knie- und Hüftgelenk unter labilen äußeren Einflüssen.

Übung 46

Ausgangsposition: In der Schrittstellung steht der vordere Fuß mittig auf dem Ballkissen, wobei das Knie leicht gebeugt ist. Das hintere Bein ist gestreckt und die Ferse ist vom Boden gelöst. Die Hände sind in die Hüften gestützt und der Oberkörper ist ganz leicht nach vorne gebeugt. Dabei ist der Blick geradeaus nach vorne gerichtet.

Übungsbeschreibung: Das hintere Bein wird im Kniegelenk gebeugt und zum Boden hin abgesenkt. Dabei bleibt der Oberkörper stabil in der leichten Vorneigung und das vordere Bein bleibt leicht gebeugt. Beugen und Strecken des hinteren Beines ergeben einen Bewegungsrhythmus.

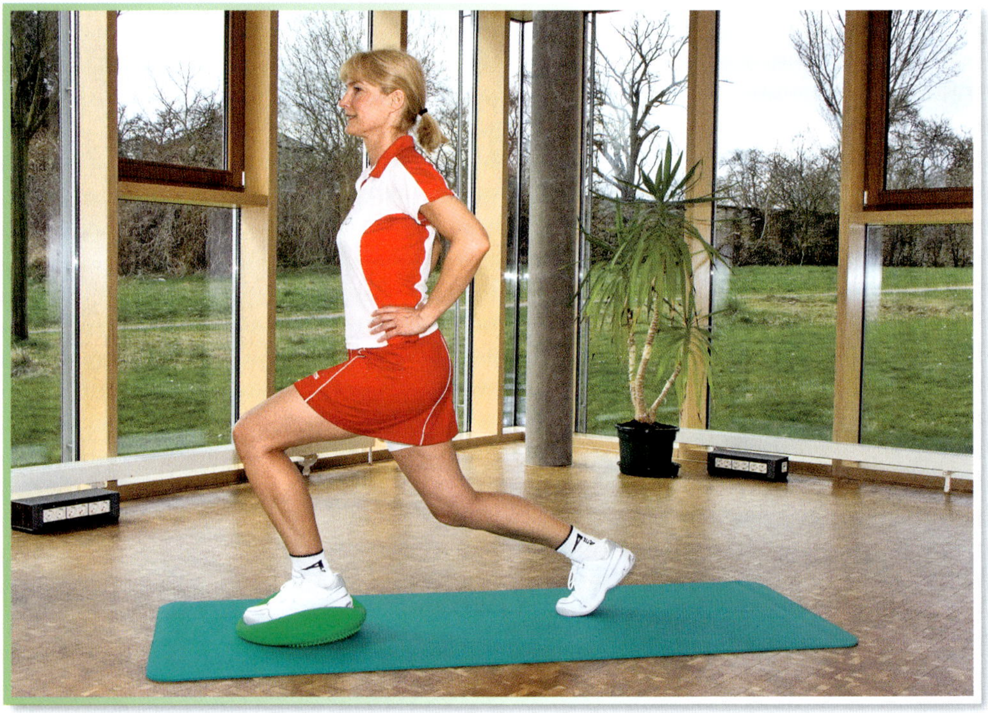

Muskulatur: Oberschenkelmuskulatur

Trainingseffekt: Erhalt und Verbesserung der Kraft im Oberschenkel zur Verbesserung der Stabilität im Knie- und Hüftgelenk unter labilen äußeren Einflüssen.

Übung 47

Ausgangsposition: Im Parallelstand steht jeweils ein Fuß mittig auf einem Ballkissen. Die Knie sind dabei leicht gebeugt, und der Oberkörper wird gerade gehalten. Der Blick ist geradeaus nach vorne gerichtet, und die Arme sind auf Brusthöhe nach vorne gestreckt. Die Hände halten ein Physioband, welches vor dem Körper im Abstand von etwa 1,5 Metern auf Brusthöhe fixiert ist (z.B. durch einen Partner), auf Spannung.

Übungsbeschreibung: Die Arme werden eng am Körper vorbei nach hinten gezogen. Dabei werden die Schulterblätter zusammengezogen und der Körper in seiner Ausgangsposition stabil gehalten. Beugen und Strecken der Arme ergeben einen Bewegungsrhythmus.

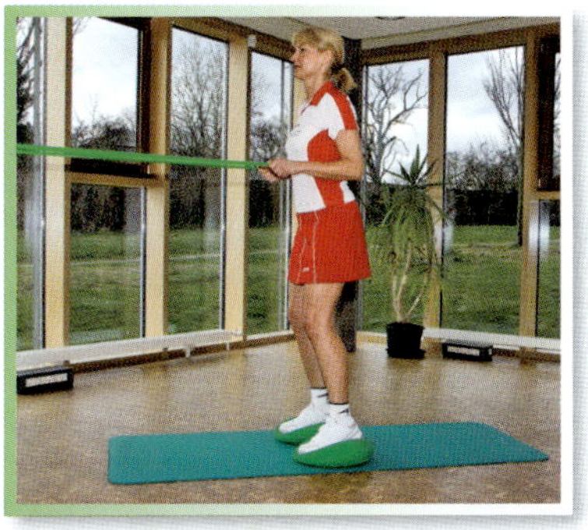

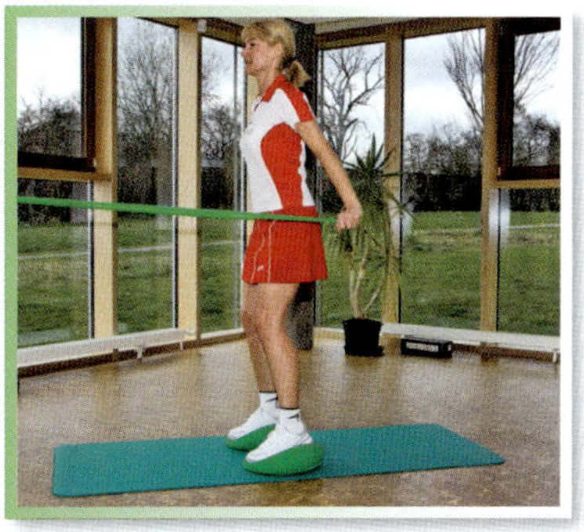

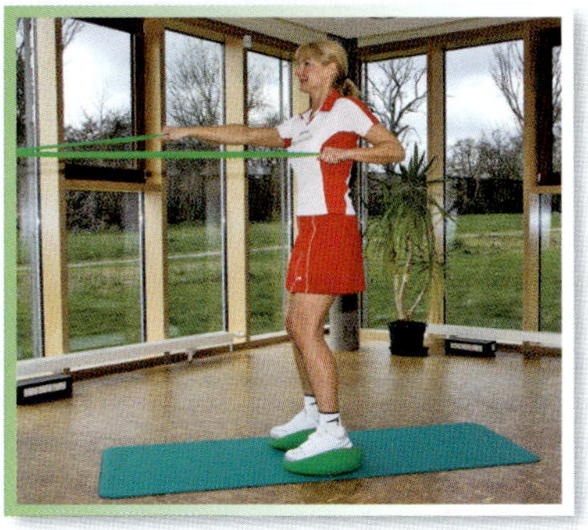

Muskulatur: Ganzkörperspannung

Trainingseffekt: Erhalt und Verbesserung der Ganzkörperspannung zur Verbesserung der Koordination und des Gleichgewichts unter labilen äußeren Einflüssen.

Variation 1: Verschiedene Bewegungsmuster der Arme.

Variation 2: Einseitige Bewegungsmuster der Arme.

Übung 48

Ausgangsposition: Im Parallelstand steht jeweils ein Fuß mittig auf einem Ballkissen. Die Knie sind dabei leicht gebeugt, und der Oberkörper wird gerade gehalten. Der Blick ist geradeaus nach vorne gerichtet, und die Arme sind auf Brusthöhe so gebeugt, dass die Ellbogen nach außen zeigen. Die Hände halten ein Physioband, welches hinter dem Körper im Abstand von etwa 1,5 Metern auf Brusthöhe fixiert ist (z.B. durch einen Partner), auf Spannung.

Übungsbeschreibung: Die Arme werden nach vorne gestreckt, wobei der Körper in seiner Ausgangsposition stabil gehalten wird. Strecken und Beugen der Arme ergeben einen Bewegungsrhythmus.

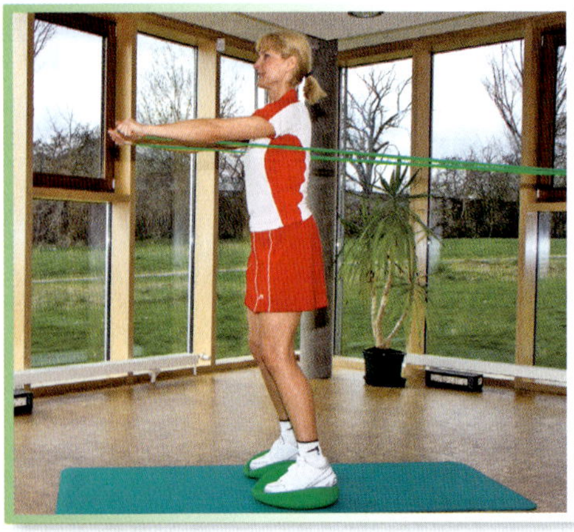

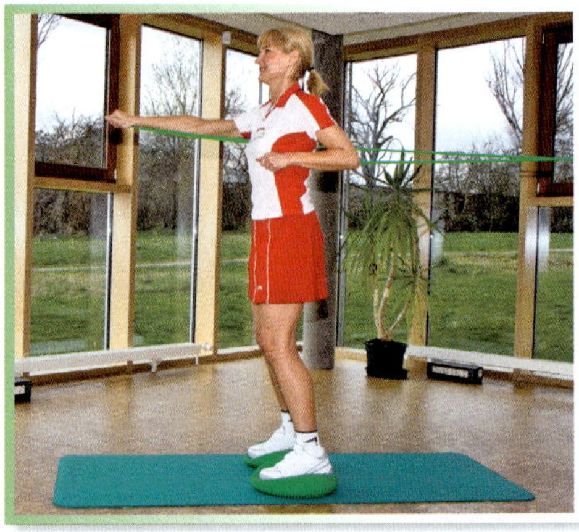

Muskulatur: Ganzkörperspannung

Trainingseffekt: Erhalt und Verbesserung der Ganzkörperspannung zur Verbesserung der Koordination und des Gleichgewichts unter labilen äußeren Einflüssen.

Variation 1: Einseitige Bewegungsmuster der Arme.

Übungen im Kniestand

Übung 49

Ausgangsposition: Im Kniestand sind die Knie geschlossen und auf dem Ballkissen positioniert. Die Arme hängen seitlich neben dem Körper, und der Rücken wird gerade gehalten. Dabei ist der Blick geradeaus nach vorne gerichtet.

Übungsbeschreibung: Die gestreckten Arme seitlich anheben und über dem Kopf zusammenbringen. Anschließend die Arme wieder bis neben den Körper absenken. Anheben und Absenken der Arme ergeben einen Bewegungsrhythmus.

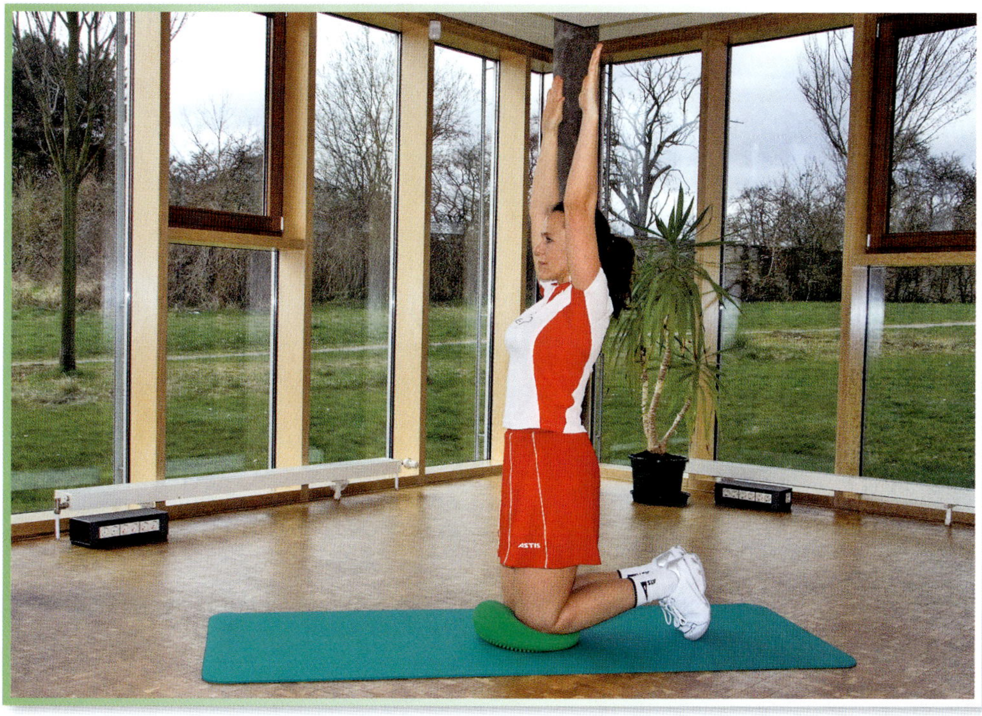

Muskulatur: Ganzkörperspannung

Trainingseffekt: Erhalt und Verbesserung der Ganzkörperspannung zur Verbesserung der Koordination und des Gleichgewichts unter labilen äußeren Einflüssen.

Übung 50

Ausgangsposition: Im Kniestand wird ein Knie mittig auf dem Ballkissen positioniert. Das andere Bein wird mit dem Fuß so vor dem Körper aufgesetzt, dass Knie- und Hüftgelenk jeweils etwa einen 90°-Winkel beschreiben. Unter dem vorderen Fuß wird ein Physioband fixiert, wobei die Enden jeweils in einer Hand gehalten werden. Die Arme sind so angehoben, dass die Hände auf Schulterhöhe das Physioband leicht auf Spannung halten und die Ellbogen zum Boden zeigen. Dabei wird der Rücken gerade gehalten, und die Arme hängen seitlich neben dem Körper. Der Blick ist geradeaus nach vorne gerichtet.

Übungsbeschreibung: Die Arme werden neben den Kopf nach oben gestreckt und anschließend wieder abgesenkt. Strecken und Absenken der Arme ergeben einen Bewegungsrhythmus.

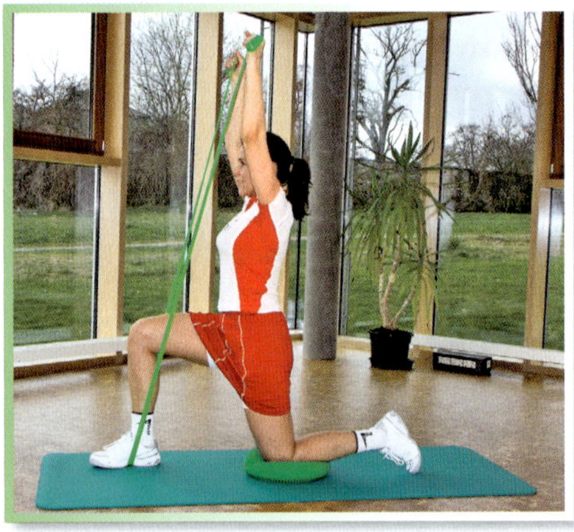

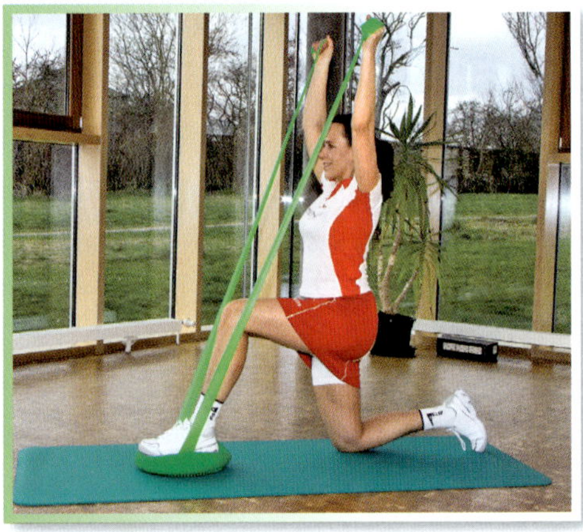

Muskulatur: Ganzkörperspannung

Trainingseffekt: Erhalt und Verbesserung der Ganzkörperspannung zur Verbesserung der Koordination und des Gleichgewichts unter labilen äußeren Einflüssen.

Variation 1: Den vorderen Fuß mittig auf das Ballkissen stellen, und das hintere Knie auf den Boden setzen.

Übungen im Vierfüßler-Stand:

Übung 51

Ausgangsposition: Im Vierfüßler-Stand sind die Knie geschlossen und unterhalb der Hüften auf dem Ballkissen positioniert. Die Hände sind mit gestreckten Armen unterhalb der Schultern am Boden aufgestützt. Der Rücken wird gerade gehalten, und der Blick geht zum Boden.

Übungsbeschreibung: Einen Arm vom Boden lösen und gestreckt neben den Kopf anheben. Anschließend den gestreckten Arm wieder absenken. Anheben und Absenken des Armes ergeben einen Bewegungsrhythmus.

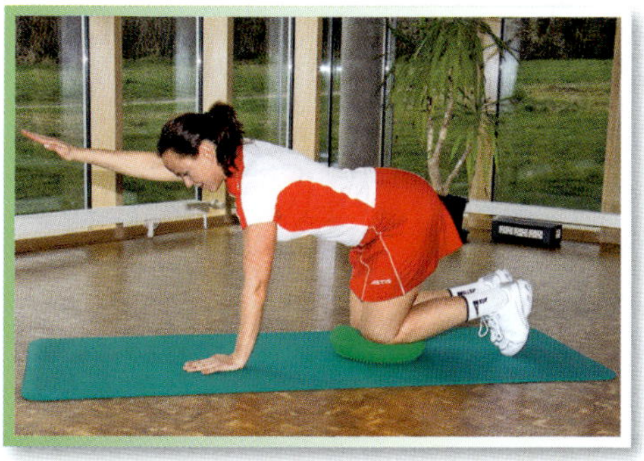

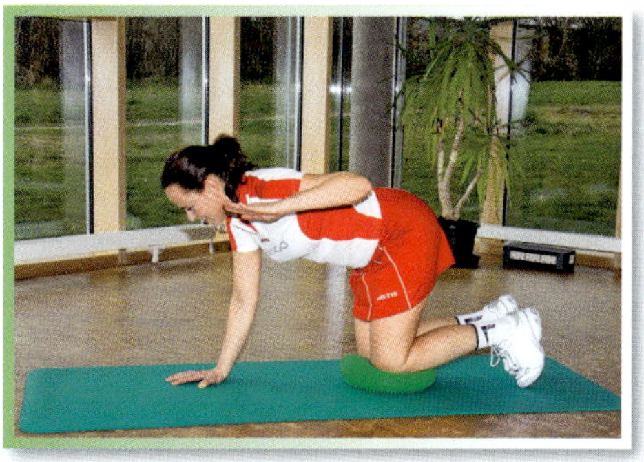

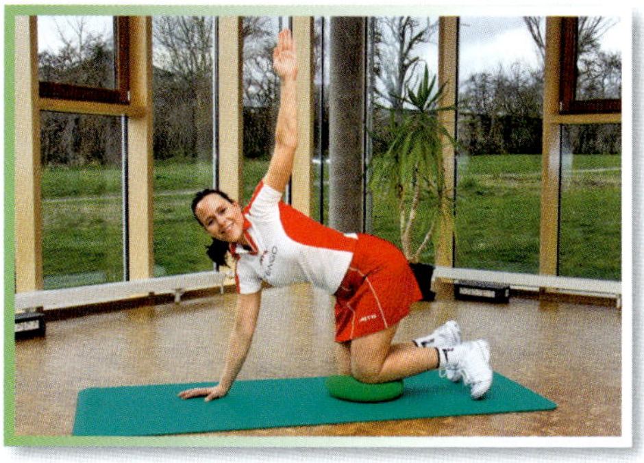

Muskulatur: Ganzkörperspannung

Trainingseffekt: Erhalt und Verbesserung der Ganzkörperspannung zur Verbesserung der Koordination und des Gleichgewichts unter labilen äußeren Einflüssen.

Variation 1: Den gestreckten Arm neben den Kopf anziehen.

Variation 2: Den Arm auf Schulterhöhe seitlich gestreckt anheben.

Übung 52

Ausgangsposition: Im Vierfüßler-Stand sind die Knie hüftbreit auseinander unterhalb der Hüften positioniert. Ein Knie ist dabei mittig auf einem Ballkissen platziert. Die Hände sind mit gestreckten Armen unterhalb der Schultern am Boden aufgestützt. Der Rücken wird gerade gehalten, und der Blick geht zum Boden.

Übungsbeschreibung: Das Knie, welches nicht auf dem Ballkissen aufgestützt ist, vom Boden lösen und so das Bein in Verlängerung des Oberkörpers nach hinten strecken. Gleichzeitig den gegengleichen Arm vom Boden lösen und gestreckt neben den Kopf anheben. Zeitgleich den gestreckten Arm und das gestreckte Bein unter dem Körper zusammenziehen. Anschließend den Arm und das Bein wieder in die Streckung bringen. Das gleichzeitige Zusammenziehen von Arm und Bein mit anschließendem Wegstrecken ergibt einen Bewegungsrhythmus.

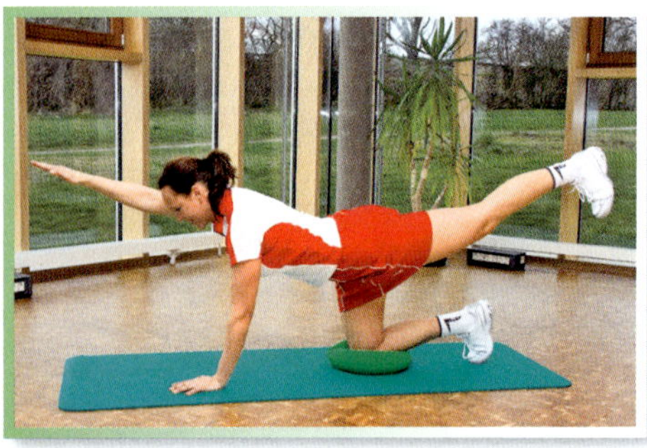

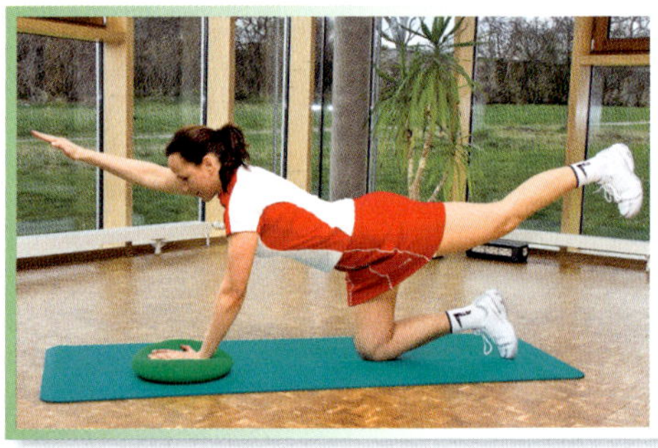

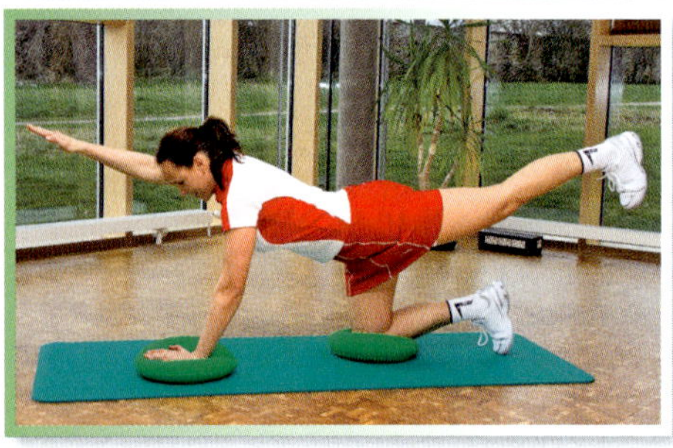

Muskulatur: Ganzkörperspannung

Trainingseffekt: Erhalt und Verbesserung der Ganzkörperspannung zur Verbesserung der Koordination und des Gleichgewichts unter labilen äußeren Einflüssen.

Variation 1: Die aufgestützte Hand mittig auf einem Ballkissen positionieren.

Variation 2: Die aufgestützte Hand und das aufgestützte Knie mittig auf einem Ballkissen positionieren.

Übungen in der Bauchlage

Übung 53

Ausgangsposition: In der Bauchlage sind die Knie und Füße geschlossen und die Fußspitzen auf den Boden aufgesetzt. Die Hände sind auf Brusthöhe jeweils mittig auf einem Ballkissen positioniert. Dabei zeigen die Ellbogen seitlich neben dem Körper nach hinten-oben. Der Blick ist geradeaus zum Boden gerichtet.

Übungsbeschreibung: Durch leichtes Beugen der Knie werden die Fußspitzen vom Boden gelöst. Anschließend werden die Arme gestreckt, so dass Oberkörper und Oberschenkel eine Linie bilden. Danach wird der Körper durch Beugen der Arme wieder bis kurz vor den Boden abgesenkt. Strecken und Beugen der Arme ergeben einen Bewegungsrhythmus.

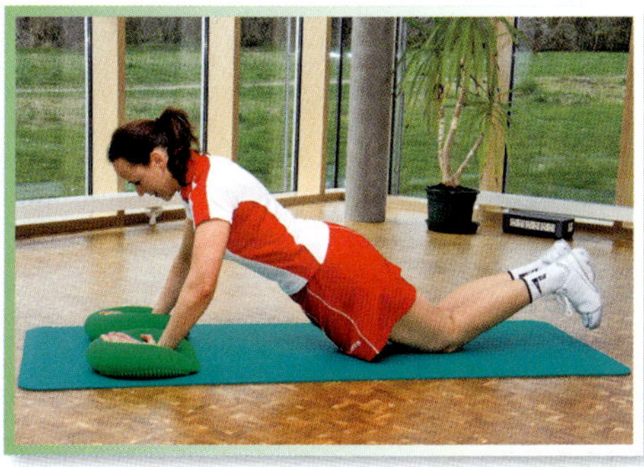

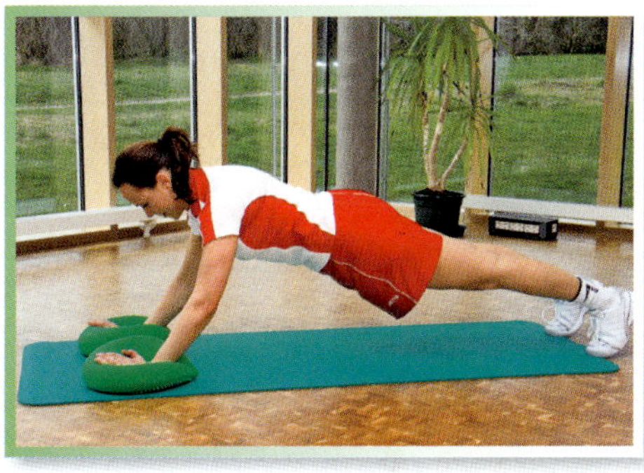

Muskulatur: Ganzkörperspannung

Trainingseffekt: Erhalt und Verbesserung der Ganzkörperspannung zur Verbesserung der Stabilität der Wirbelsäule unter labilen äußeren Einflüssen.

Variation 1: Die Beine bleiben gestreckt, so dass der Körper auf Hände und Fußspitzen gestützt wird. Oberkörper und Beine bilden dabei eine Linie.

Übung 54

Ausgangsposition: In der Bauchlage ist das Ballkissen auf Höhe der Beckenknochen positioniert. Die Knie und Füße sind geschlossen und die Fußspitzen auf den Boden aufgesetzt. Die Arme liegen auf Kopfhöhe entspannt am Boden und der Kopf ist abgelegt.

Übungsbeschreibung: Die Hände werden mit den Fingerspitzen an die Schläfen gelegt, so dass die Ellbogen nach außen zeigen. Dabei werden die Schulterblätter leicht zusammengezogen. Gleichzeitig wird der Oberkörper leicht vom Boden angehoben, wobei der Blick zum Boden gerichtet ist. Anschließend wird der Oberkörper wieder etwas abgesenkt. Anheben und Absenken des Oberkörpers ergeben einen Bewegungsrhythmus.

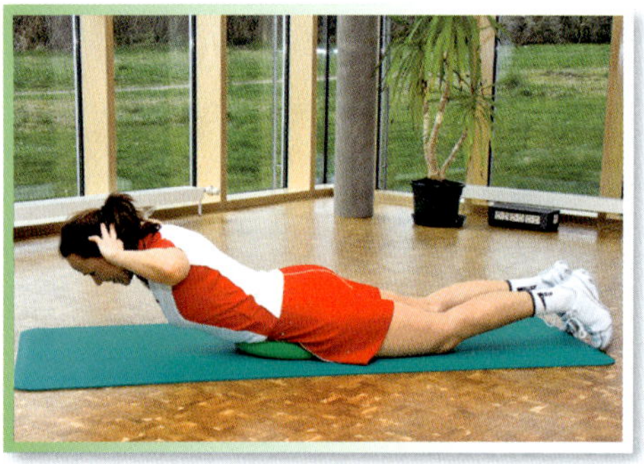

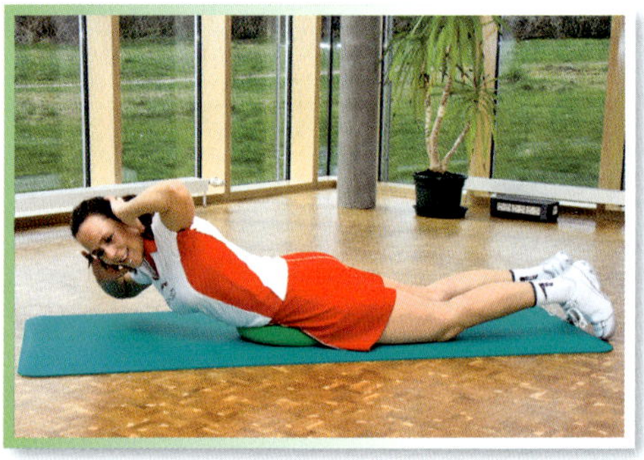

Muskulatur: Obere und untere Rückenmuskulatur

Trainingseffekt: Erhalt und Verbesserung der Kraft der oberen und unteren Rückenmuskulatur zur Verbesserung der Stabilität der Wirbelsäule unter labilen äußeren Einflüssen.

Variation 1: Den Oberkörper anheben und durch Rotation der Schulterachse die Ellbogen zum Boden hin absenken bzw. auf der Gegenseite anheben.

Übung 55

Ausgangsposition: In der Bauchlage ist das Ballkissen auf Höhe der Beckenknochen positioniert. Die Knie und Füße sind geschlossen und die Fußspitzen auf den Boden aufgesetzt. Die Arme liegen auf Kopfhöhe entspannt am Boden und der Kopf ist abgelegt.

Übungsbeschreibung: Oberkörper und Arme werden angehoben, wobei der Blick zum Boden gerichtet ist. Dabei werden die Arme gebeugt neben dem Kopf gehalten und anschließend nach vorne gestreckt. Danach werden die Arme wieder neben den Kopf gezogen. Strecken und Beugen der Arme ergeben einen Bewegungsrhythmus.

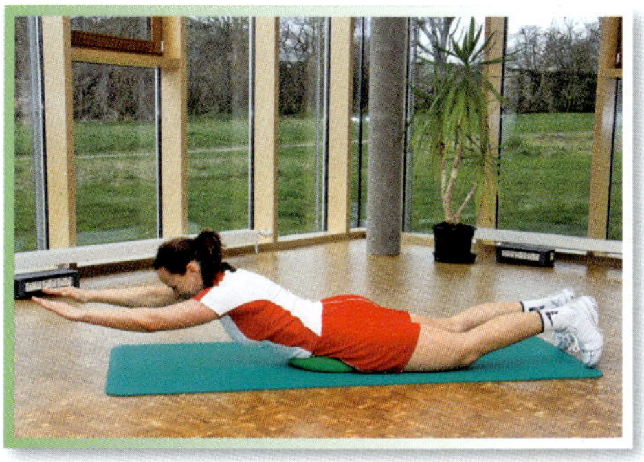

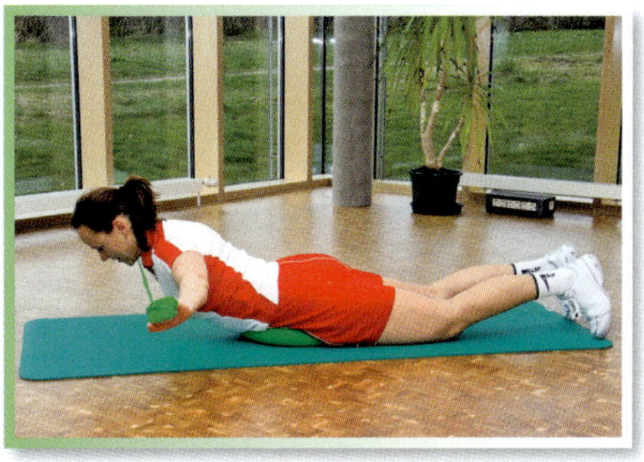

Muskulatur: Obere und untere Rückenmuskulatur

Trainingseffekt: Erhalt und Verbesserung der Kraft der oberen und unteren Rückenmuskulatur zur Verbesserung der Stabilität der Wirbelsäule unter labilen äußeren Einflüssen.

Variation 1: Die gestreckten Arme sind schulterbreit geöffnet und halten in den Händen ein Physioband leicht auf Spannung. Die Arme gestreckt seitlich bis auf Schulterhöhe herunterziehen.

Übung 56

Ausgangsposition: In der Bauchlage sind die Knie und Füße geschlossen und die Fußspitzen auf den Boden aufgesetzt. Der Oberkörper stützt sich auf die Ellbogen, die auf Brusthöhe auf das Ballkissen aufgestützt sind. Der Blick ist geradeaus zum Boden gerichtet.

Übungsbeschreibung: Durch Anheben des Beckens werden Oberkörper und Beine auf eine Linie gebracht. Dabei wird der Körper nur auf die Ellbogen und Fußspitzen aufgestützt. Abwechselnd werden nun die gestreckten Beine leicht vom Boden angehoben und wieder aufgestellt. Anheben und Aufstellen der Beine ergeben einen Bewegungsrhythmus.

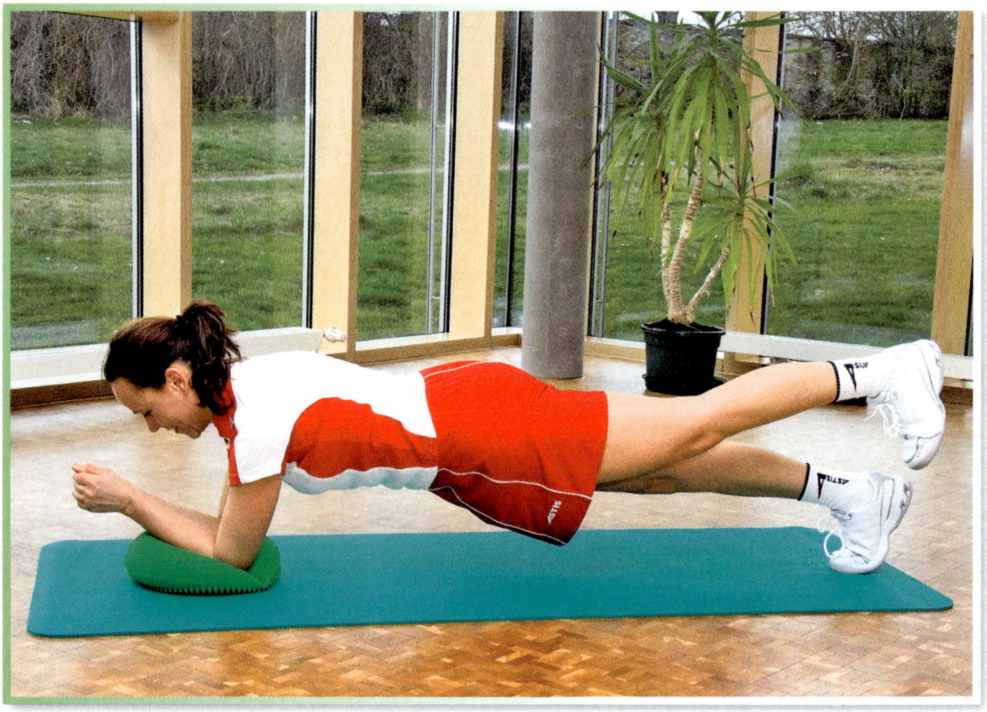

Muskulatur: Ganzkörperspannung

Trainingseffekt: Erhalt und Verbesserung der Ganzkörperspannung zur Verbesserung der Ganzkörperstabilität unter labilen äußeren Einflüssen.

Übungen in der Seitlage

Übung 57

Ausgangsposition: In der Seitlage wird der Oberkörper auf den unteren Ellbogen aufgestützt. Dabei wird der Ellbogen unterhalb der Schulter zusammen mit dem Unterarm mittig auf dem Ballkissen positioniert. Das untere Bein ist im Kniegelenk etwa 90° gebeugt, und das obere Bein ist in Verlängerung des Oberkörpers gestreckt. Beide Oberschenkel liegen übereinander. Dabei wird der Rücken gerade gehalten, und der obere Arm mit der Hand in die Hüfte gestützt. Der Blick ist geradeaus nach vorne gerichtet.

Übungsbeschreibung: Durch Anheben der Hüfte stützt sich der Körper auf den Ellbogen und die Fußinnenkante des oberen Beines. Dabei bilden Oberkörper und Oberschenkel eine Linie. Anschließend wird die Hüfte wieder leicht abgesenkt. Anheben und Absenken der Hüfte ergeben einen Bewegungsrhythmus.

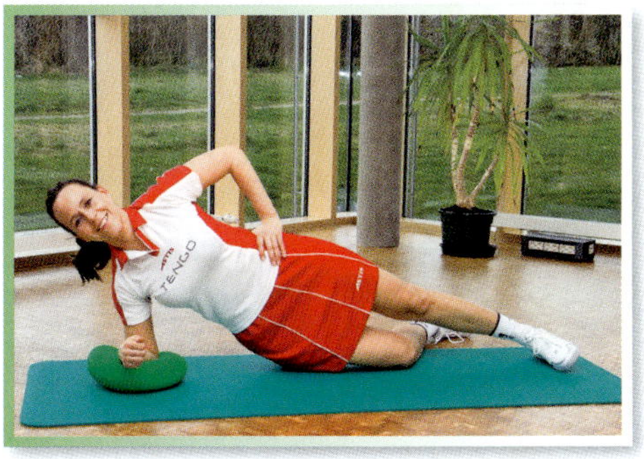

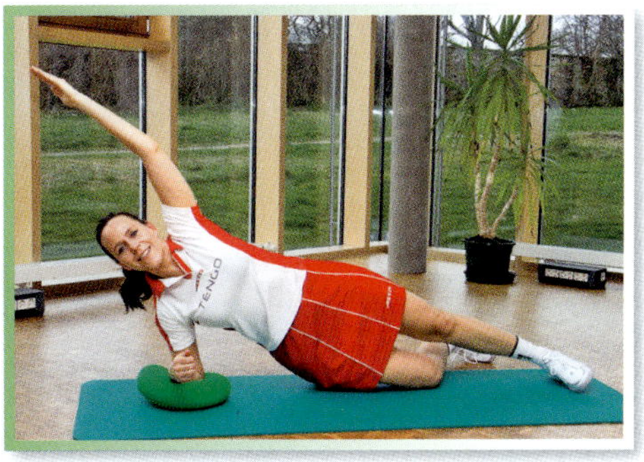

Muskulatur: Ganzkörperspannung

Trainingseffekt: Erhalt und Verbesserung der Ganzkörperspannung zur Verbesserung der Koordination und des Gleichgewichts unter labilen äußeren Einflüssen.

Variation 1: Die Hüfte in der Luft halten und mit dem oberen Arm verschiedene Bewegungsmuster durchführen.

Übung 58

Ausgangsposition: In der Seitlage wird der Oberkörper auf die untere Hand aufgestützt. Dabei wird die Hand unterhalb der Schulter mittig auf dem Ballkissen positioniert. Das untere Bein ist im Kniegelenk etwa 90° gebeugt, und das obere Bein ist in Verlängerung des Oberkörpers gestreckt. Beide Oberschenkel liegen übereinander. Dabei wird der Rücken gerade gehalten, und der obere Arm mit der Hand in die Hüfte gestützt. Der Blick ist geradeaus nach vorne gerichtet.

Übungsbeschreibung: Durch Anheben der Hüfte stützt sich der Körper auf die Hand und das Knie des unteren Beines. Dabei bilden Oberkörper und Oberschenkel eine Linie. Anschließend wird das obere Bein aus der Hüfte gestreckt angehoben und wieder abgesenkt. Anheben und Absenken des oberen Beines ergeben einen Bewegungsrhythmus.

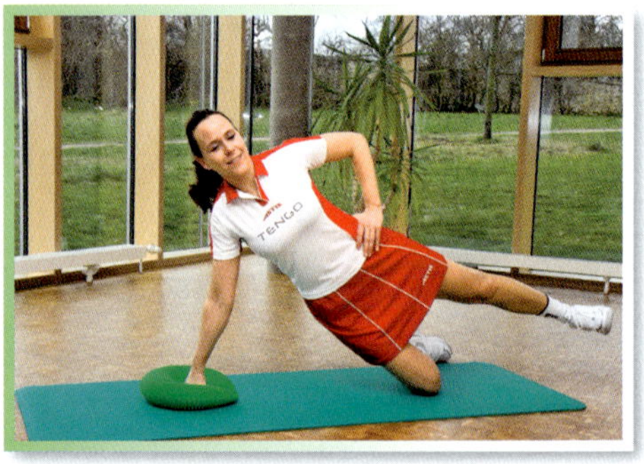

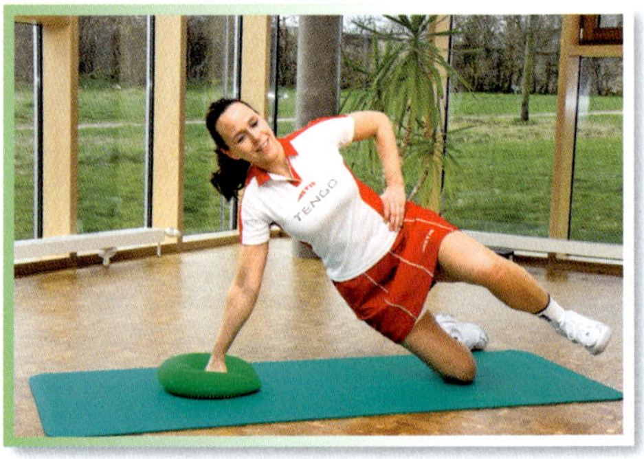

Muskulatur: Ganzkörperspannung

Trainingseffekt: Erhalt und Verbesserung der Ganzkörperspannung zur Verbesserung der Koordination und des Gleichgewichts unter labilen äußeren Einflüssen.

Variation 1: Das obere Bein gestreckt aus der Hüfte anheben und mit dem Knie zur Brust hin ziehen.

Übungen in der Rückenlage

Übung 59

Ausgangsposition: In der Rückenlage liegen die Arme seitlich neben dem Körper auf dem Boden. Die Füße sind mit den Fersen auf das Ballkissen gestellt, und die Knie bilden dabei etwa einen 90°-Winkel. Der Blick ist geradeaus nach oben gerichtet.

Übungsbeschreibung: Durch Anheben der Hüfte stützt sich der Körper auf die Schultern sowie die Fersen. Dabei bilden Oberkörper und Oberschenkel eine Linie. Anschließend wird die Hüfte wieder leicht abgesenkt. Anheben und Absenken der Hüfte ergeben einen Bewegungsrhythmus.

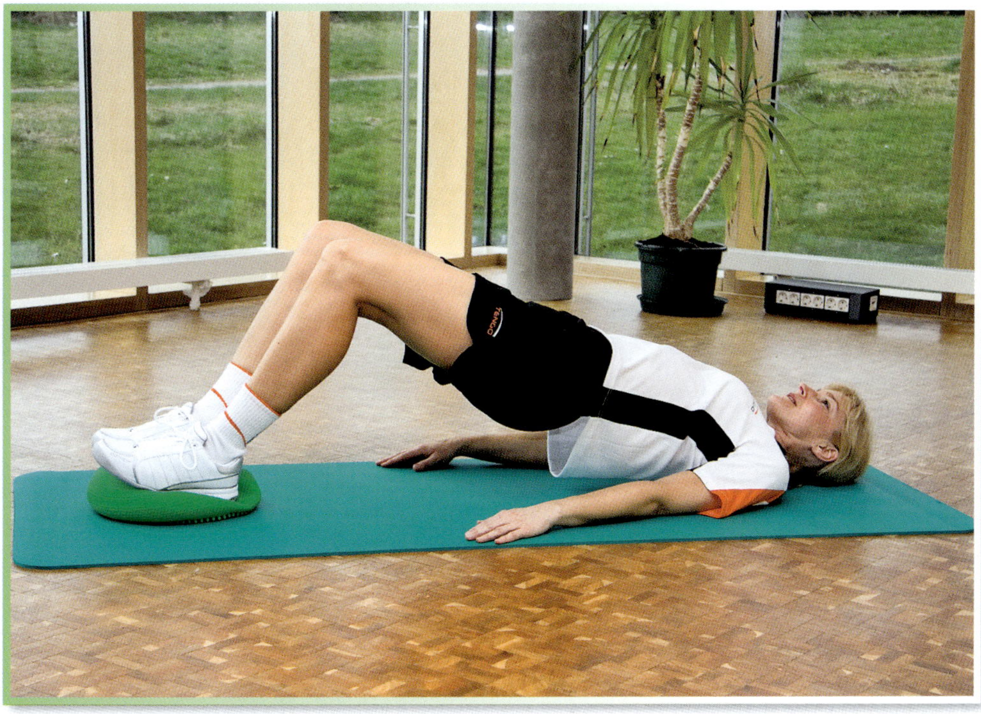

Muskulatur: Ganzkörperspannung

Trainingseffekt: Erhalt und Verbesserung der Ganzkörperspannung zur Verbesserung der Ganzkörperstabilität unter labilen äußeren Einflüssen.

Übung 60

Ausgangsposition: In der Rückenlage liegen die Arme seitlich neben dem Körper auf dem Boden. Ein Fuß steht mittig auf dem Ballkissen, der andere Fuß steht daneben. Die Knie bilden dabei etwa einen 90°-Winkel. Der Blick ist geradeaus nach oben gerichtet.

Übungsbeschreibung: Durch Anheben der Hüfte stützt sich der Körper auf die Schultern und die Füße. Dabei bilden Oberkörper und Oberschenkel eine Linie. Anschließend löst sich der auf dem Boden stehende Fuß, und das Bein wird im Kniegelenk so gestreckt, dass beide Oberschenkel parallel zueinander sind. Das gestreckte Bein wird danach zum Boden hin abgesenkt. Anheben und Absenken des gestreckten Beines ergeben einen Bewegungsrhythmus.

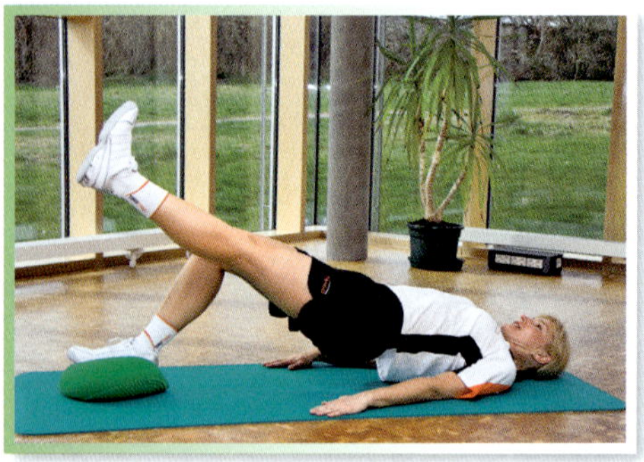

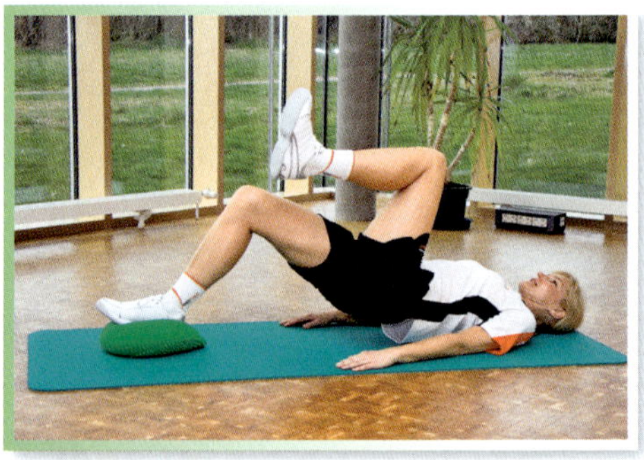

Muskulatur: Ganzkörperspannung

Trainingseffekt: Erhalt und Verbesserung der Ganzkörperspannung zur Verbesserung der Ganzkörperstabilität unter labilen äußeren Einflüssen.

Variation 1: Das gestreckte Bein zur Brust hin ziehen.

Übung 61

Ausgangsposition: In der Rückenlage sind die Füße hüftbreit so aufgestellt, dass die Kniegelenke etwa einen 90°-Winkel bilden. Dabei liegt die Hüfte auf dem Ballkissen. Die Hände liegen hinter dem Kopf am Übergang zwischen Nacken und Hinterkopf, wobei die Ellbogen nach außen zeigen.

Übungsbeschreibung: Aus dem Bauch heraus wird der Oberkörper angehoben, wobei der Kopf in den Händen liegt und der Blick über die Knie hinweg zur Decke geht. Anschließend wird der Oberkörper soweit abgesenkt, bis die Hände beinahe wieder den Boden berühren. Anheben und Absenken des Oberkörpers ergeben einen Bewegungsrhythmus.

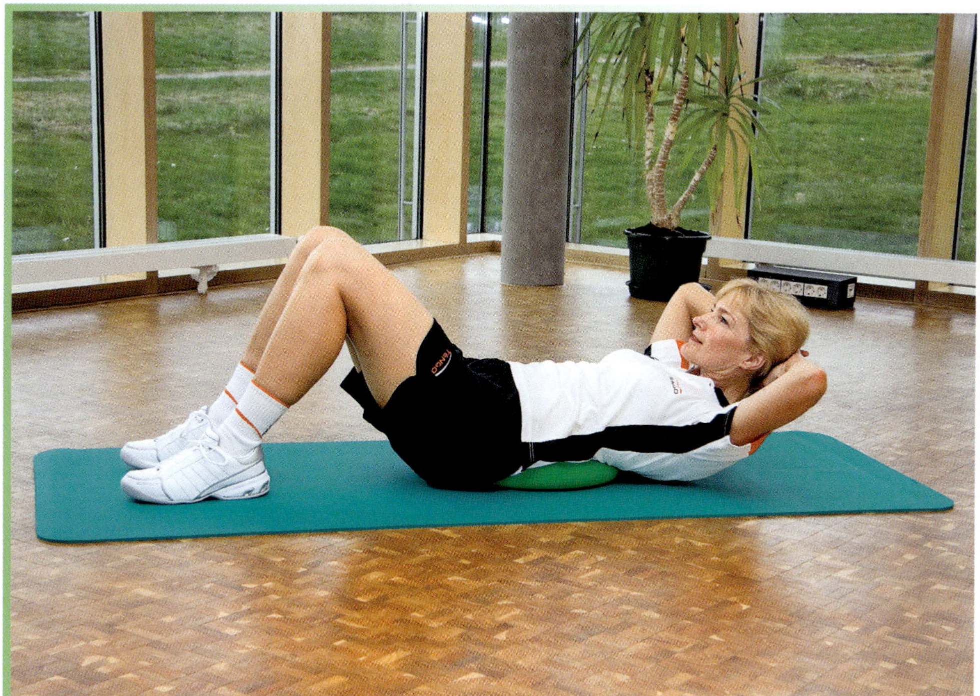

Muskulatur: Gerade Bauchmuskulatur

Trainingseffekt: Erhalt und Verbesserung der Kraft der geraden Bauchmuskulatur zur Verbesserung der Stabilität des Rumpfes unter labilen äußeren Einflüssen.

Übung 62

Ausgangsposition: In der Rückenlage sind die Füße hüftbreit so aufgestellt, dass die Kniegelenke etwa einen 90°-Winkel bilden. Dabei liegt die Hüfte auf dem Ballkissen. Die Hände liegen hinter dem Kopf am Übergang zwischen Nacken und Hinterkopf, wobei die Ellbogen nach außen zeigen.

Übungsbeschreibung: Aus dem Bauch heraus wird der Oberkörper angehoben, wobei der rechte Ellbogen durch Rotation des Oberkörpers in Richtung des linken Knies gedreht wird. Der Kopf liegt dabei in den Händen, und der Blick geht am linken Knie vorbei schräg nach oben zur Decke. Anschließend wird der Oberkörper wieder soweit abgesenkt, bis die Hände beinahe den Boden berühren. Anheben und Absenken des Oberkörpers ergeben einen Bewegungsrhythmus.

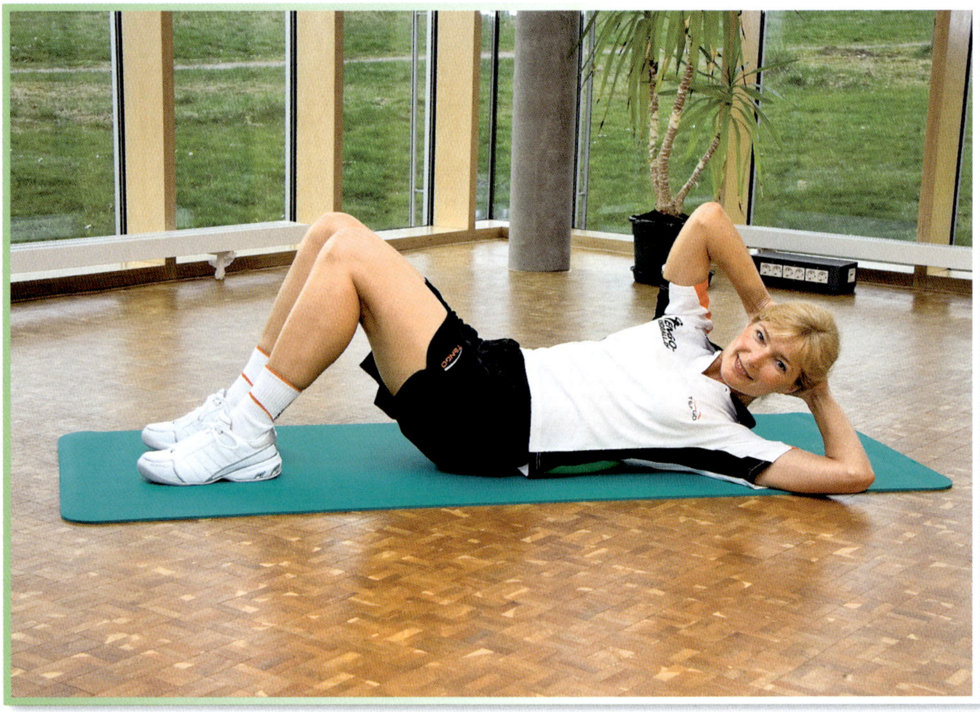

Muskulatur: Schräge Bauchmuskulatur

Trainingseffekt: Erhalt und Verbesserung der Kraft der schrägen Bauchmuskulatur zur Verbesserung der Stabilität des Rumpfes unter labilen äußeren Einflüssen.

3.2.3 Training mit dem Therapiekreisel

Ursprünglich fand der Therapiekreisel, wie das Wort schon sagt, seinen Einsatz in der Bewegungstherapie bei vielen unterschiedlichen orthopädischen Erkrankungen.

Doch mittlerweile hat er seinen Weg auch in den therapieunabhängigen Trainingsalltag gefunden und ist gerade im Training der Koordination und des Gleichgewichts ein willkommenes und abwechslungsreiches Trainingsgerät.

Die hier dargestellten Übungen können alternativ auch mit dem in *Kapitel 3.2.2* vorgestellten Ballkissen durchgeführt werden.

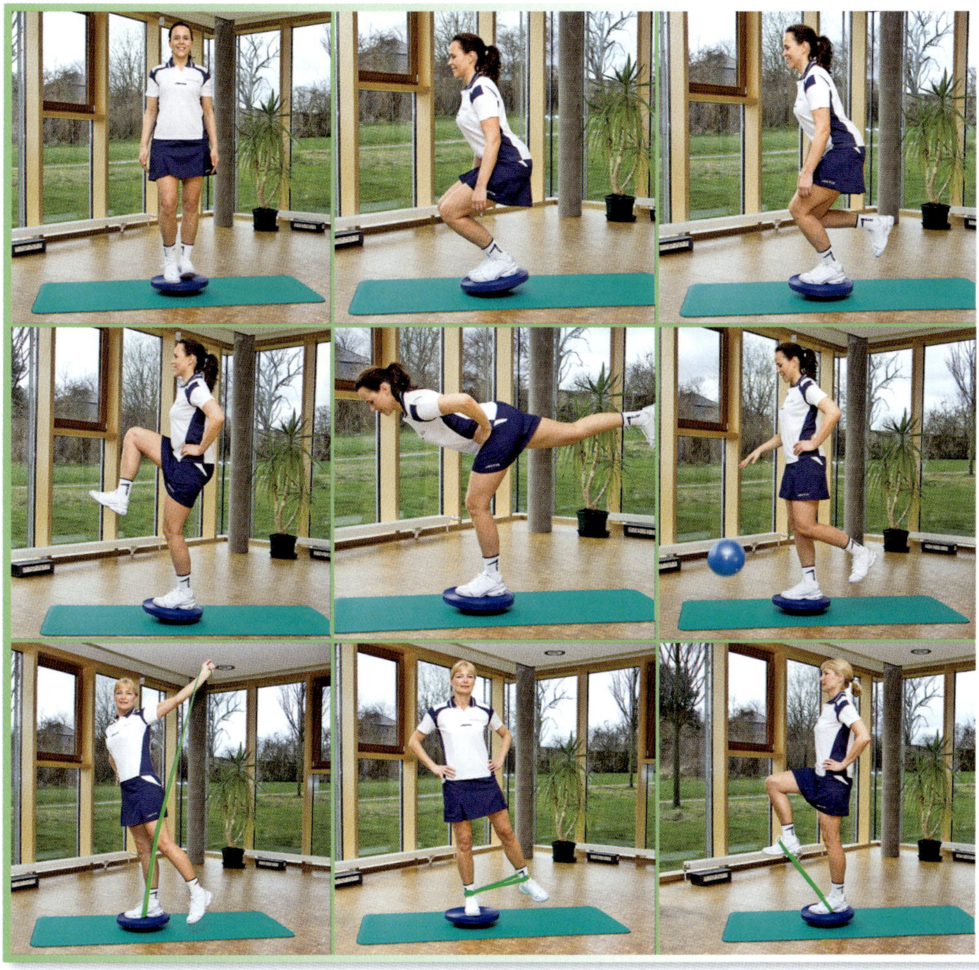

Übungen im Stand

Übung 63

Ausgangsposition: Im Parallelstand sind beide Füße auf den Kreisel aufgestellt. Die Knie sind leicht gebeugt und der Rücken wird gerade gehalten. Die Arme hängen seitlich neben dem Körper, und der Blick ist geradeaus nach vorne gerichtet.

Übungsbeschreibung: Beim gleichzeitigen Anheben der Fußspitze des einen Fußes sowie der Ferse des anderen Fußes wird versucht, die Standposition stabil zu halten. Das gleichzeitige und wechselseitige Anheben und Absenken der Fußspitze bzw. der Ferse ergibt einen Bewegungsrhythmus.

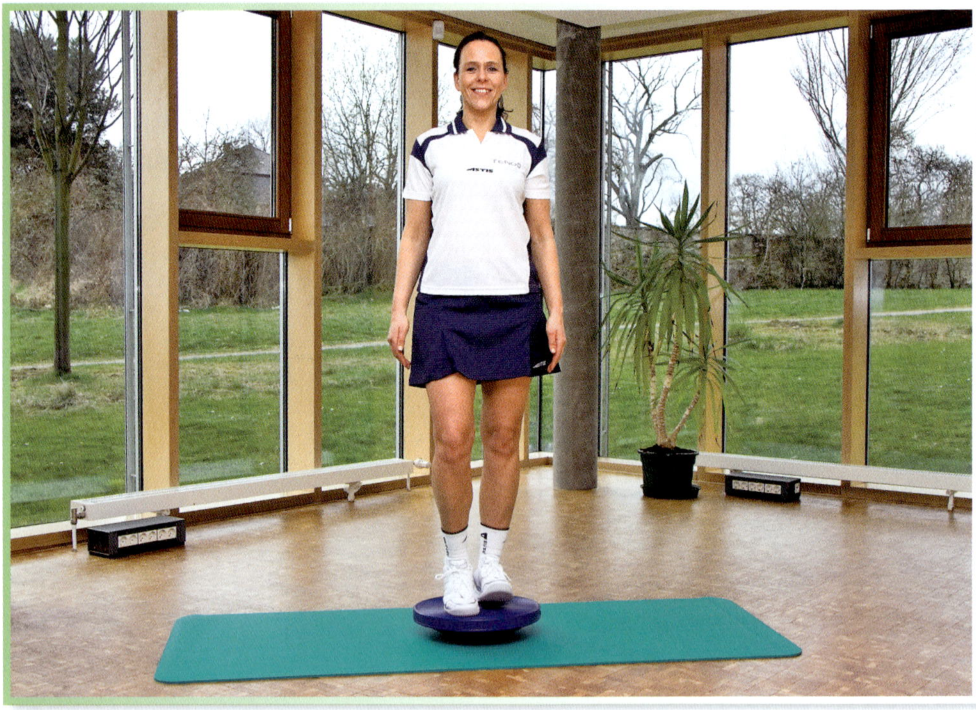

Muskulatur: Ganzkörperspannung

Trainingseffekt: Erhalt und Verbesserung der Ganzkörperspannung zur Verbesserung der Koordination und des Gleichgewichts unter labilen äußeren Einflüssen.

Übung 64

Ausgangsposition: Im Parallelstand sind beide Füße auf den Kreisel aufgestellt. Die Knie sind leicht gebeugt, und der Rücken wird gerade gehalten. Die Arme hängen seitlich neben dem Körper, und der Blick ist geradeaus nach vorne gerichtet.

Übungsbeschreibung: Durch Beugen der Knie wird der Po nach hinten-unten abgesenkt. Dabei ist darauf zu achten, dass die Knie nicht über die Fußspitzen hinausragen und der Rücken gerade gehalten wird. Anschließend werden die Knie wieder bis in die Ausgangsposition gestreckt. Beugen und Strecken der Beine ergeben einen Bewegungsrhythmus.

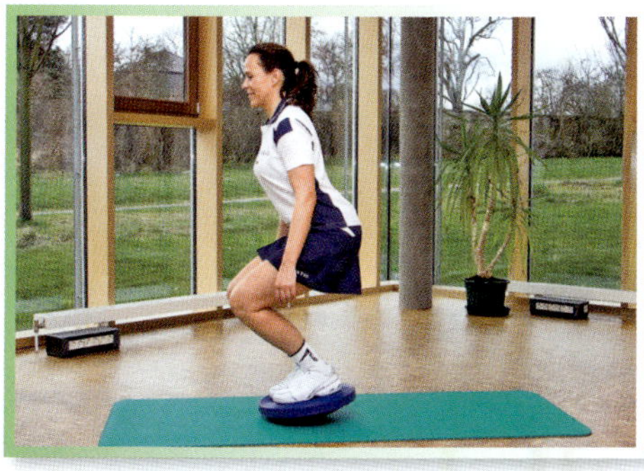

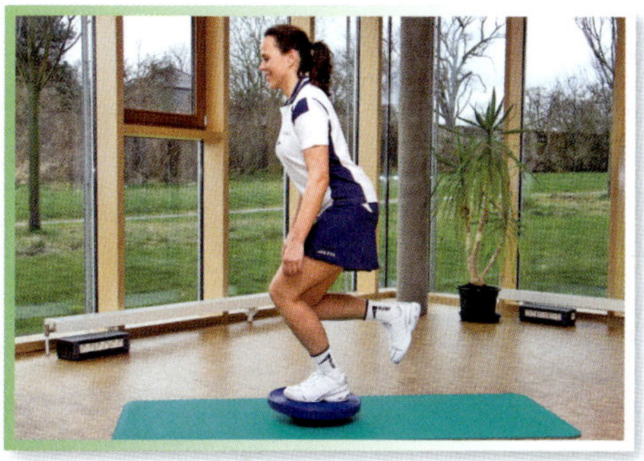

Muskulatur: Ganzkörperspannung

Trainingseffekt: Erhalt und Verbesserung der Ganzkörperspannung zur Verbesserung der Koordination und des Gleichgewichts unter labilen äußeren Einflüssen.

Variation 1: Einbeinige Bewegungsausführung

Übung 65

Ausgangsposition: In der Schrittstellung steht der vordere Fuß mittig auf dem Kreisel, wobei das Knie leicht gebeugt ist. Das hintere Bein ist gestreckt und die Ferse ist vom Boden gelöst. Die Hände sind in die Hüften gestützt und der Rücken wird gerade gehalten. Dabei ist der Blick geradeaus nach vorne gerichtet.

Übungsbeschreibung: Das hintere Bein wird vom Boden gelöst und mit dem Knie zur Brust hin angezogen. Gleichzeitig wird das vordere Bein in Streckung gebracht. Anschließend wird das hintere Bein wieder in die Ausgangsposition zurückgeführt und setzt kurz mit der Fußspitze wieder am Boden auf. Anziehen und Zurückführen des hinteren Beines ergeben einen Bewegungsrhythmus.

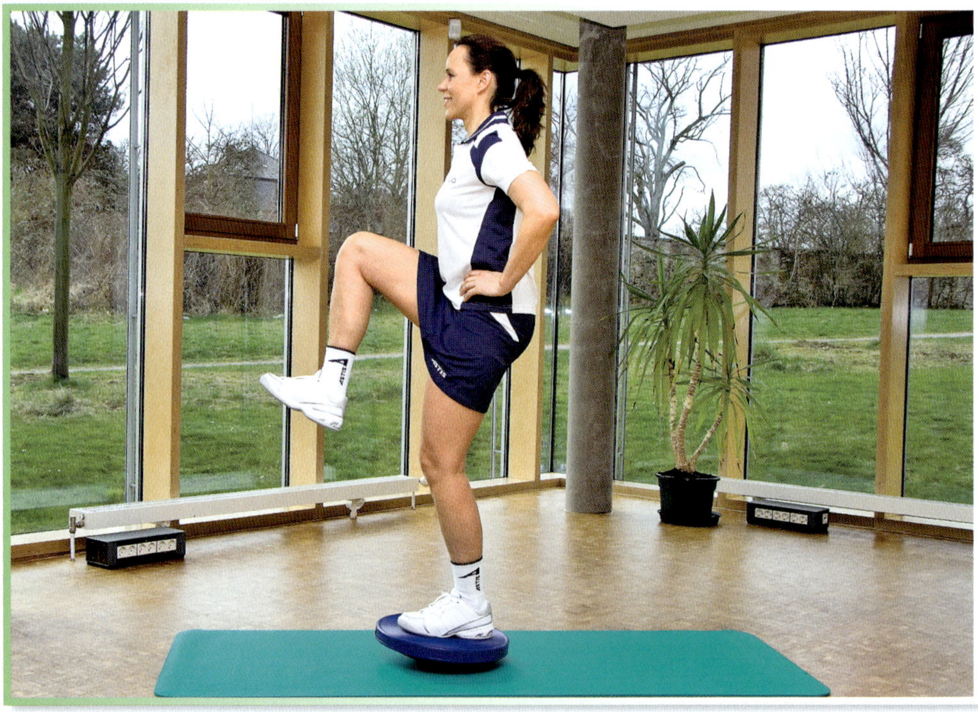

Muskulatur: Ganzkörperspannung

Trainingseffekt: Erhalt und Verbesserung der Ganzkörperspannung zur Verbesserung der Koordination und des Gleichgewichts unter labilen äußeren Einflüssen.

Übung 66

Ausgangsposition: In der Schrittstellung steht der vordere Fuß mittig auf dem Kreisel, wobei das Knie leicht gebeugt ist. Das hintere Bein ist gestreckt, und die Ferse ist vom Boden gelöst. Die Hände sind in die Hüften gestützt, und der Rücken wird gerade gehalten. Dabei ist der Blick geradeaus nach vorne gerichtet.

Übungsbeschreibung: Das hintere Bein wird vom Boden gelöst und bleibt gestreckt. Gleichzeitig wird der Oberkörper in der Hüfte eingeknickt und nach vorne bis in die Waagerechte abgesenkt. Dabei wird das hintere Bein soweit mit angehoben, dass es mit dem Oberkörper eine Linie bildet. Zudem kommt das Standbein in Streckung. Die Spannung wird in dieser Position gehalten.

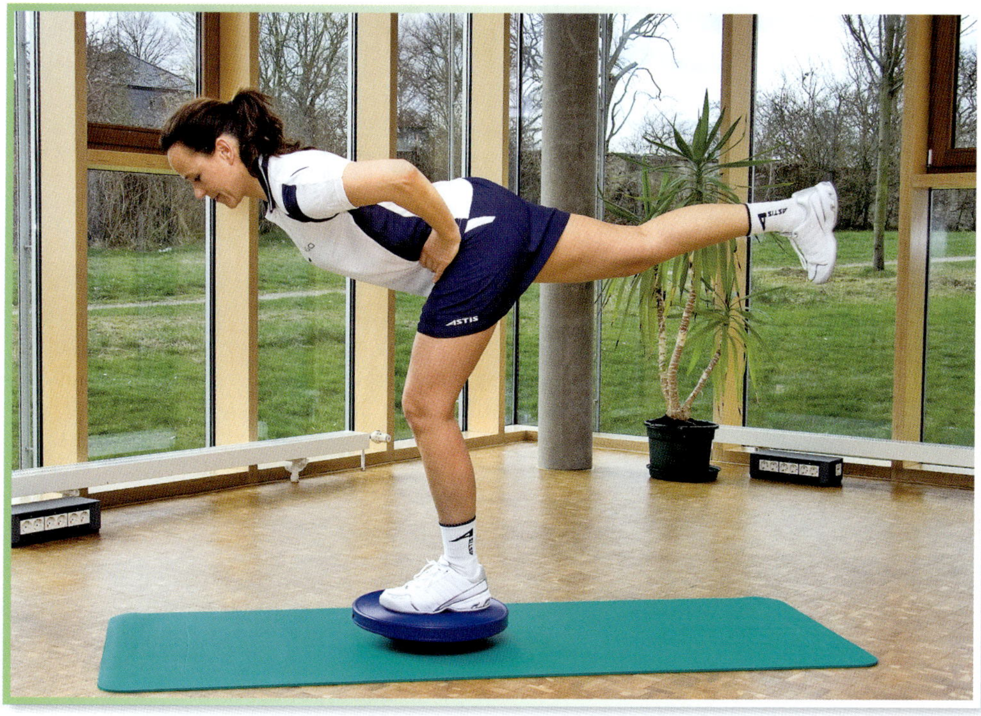

Muskulatur: Ganzkörperspannung

Trainingseffekt: Erhalt und Verbesserung der Ganzkörperspannung zur Verbesserung der Koordination und des Gleichgewichts unter labilen äußeren Einflüssen.

Übung 67

Ausgangsposition: Im Stand steht ein Fuß mittig auf dem Kreisel. Dieses Bein ist während der Übung das Standbein. Der andere Fuß ist seitlich daneben auf dem Boden aufgesetzt. Ein Ball wird in den Händen gehalten. Der Rücken ist gerade, und der Blick geradeaus nach vorne gerichtet.

Übungsbeschreibung: Das Standbein wird gestreckt, so dass sich der andere Fuß vom Boden löst. Anschließend wird damit begonnen, den Ball mit einer Hand vor dem Körper zu prellen. Das Prellen des Balles ergibt einen Bewegungsrhythmus.

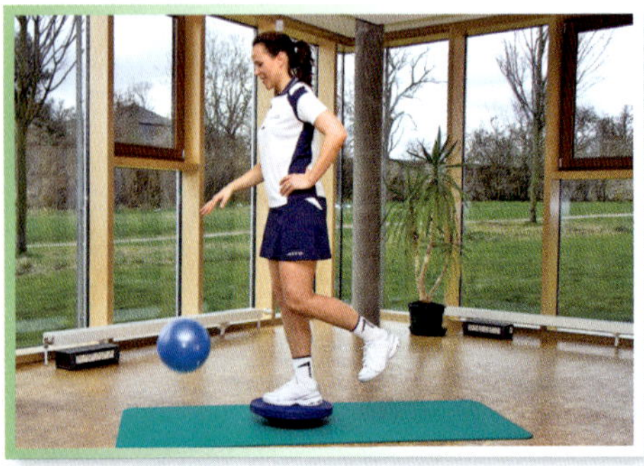

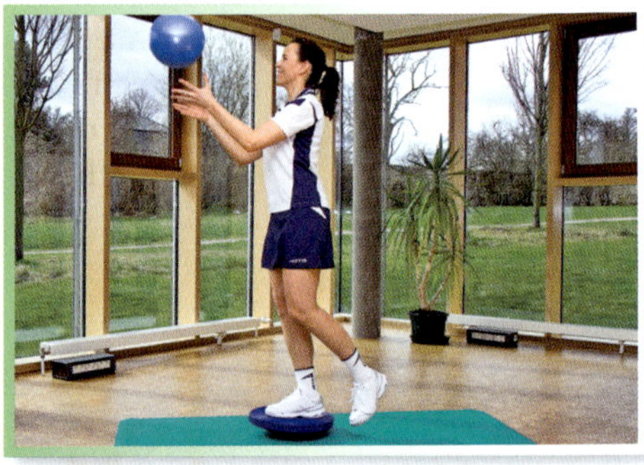

Muskulatur: Ganzkörperspannung

Trainingseffekt: Erhalt und Verbesserung der Ganzkörperspannung zur Verbesserung der Koordination und des Gleichgewichts sowie der Verbesserung der Auge-Hand-Koordination unter labilen äußeren Einflüssen.

Variation 1: Den Ball vor dem Körper hochwerfen und wieder auffangen.

Übung 68

Ausgangsposition: Im Stand steht ein Fuß mittig auf dem Kreisel. Dieses Bein ist während der Übung das Standbein. Der andere Fuß ist seitlich daneben auf dem Boden aufgesetzt. Unter dem Standbein wird ein Physioband fixiert und über die Außenkante des Fußes nach oben geführt, wo es mit der Gegenhand in Hüfthöhe leicht auf Spannung gehalten wird. Der Rücken ist dabei gerade und der Blick geradeaus nach vorne gerichtet.

Übungsbeschreibung: Das Standbein wird gestreckt, so dass sich der andere Fuß vom Boden löst. Anschließend wird der Gegenarm gestreckt bis auf Kopfhöhe angehoben und durch Rotation des Oberkörpers in der Schulterachse nach hinten geführt. Das Physioband kommt dabei auf Spannung. Danach wird der gestreckte Arm wieder bis auf Hüfthöhe abgesenkt. Anheben und Absenken des gestreckten Armes ergeben einen Bewegungsrhythmus.

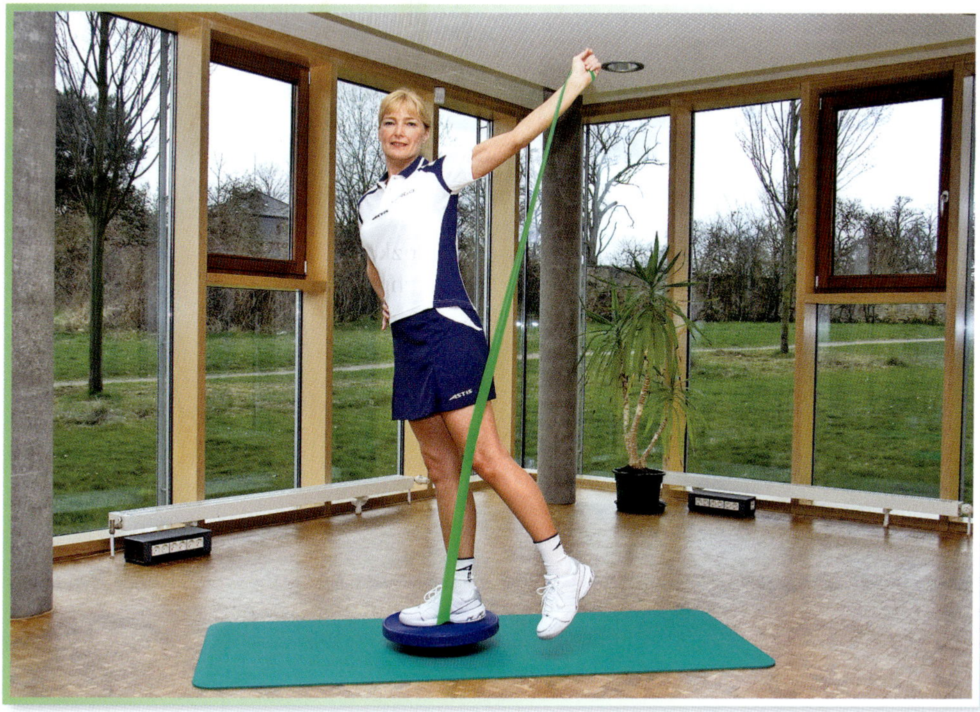

Muskulatur: Ganzkörperspannung

Trainingseffekt: Erhalt und Verbesserung der Ganzkörperspannung zur Verbesserung der Koordination und des Gleichgewichts unter labilen äußeren Einflüssen.

Übung 69

Ausgangsposition: Im Stand steht ein Fuß mittig auf dem Kreisel. Dieses Bein ist während der Übung das Standbein. Der andere Fuß ist seitlich daneben auf dem Boden aufgesetzt. Um beide Beine ist auf Höhe der Fußknöchel eine Schlaufe aus Physioband gelegt und wird leicht auf Spannung gehalten. Der Rücken ist dabei gerade, und der Blick geradeaus nach vorne gerichtet.

Übungsbeschreibung: Das Standbein wird gestreckt, so dass sich der andere Fuß vom Boden löst, womit dieses Bein zum Spielbein wird. Das Spielbein wird gestreckt aus der Hüfte zur Seite abgespreizt und anschließend wieder herangezogen. Abspreizen und Heranziehen des Spielbeines ergeben einen Bewegungsrhythmus.

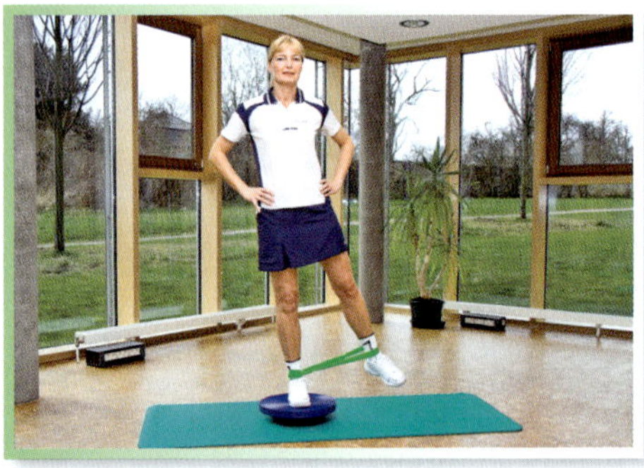

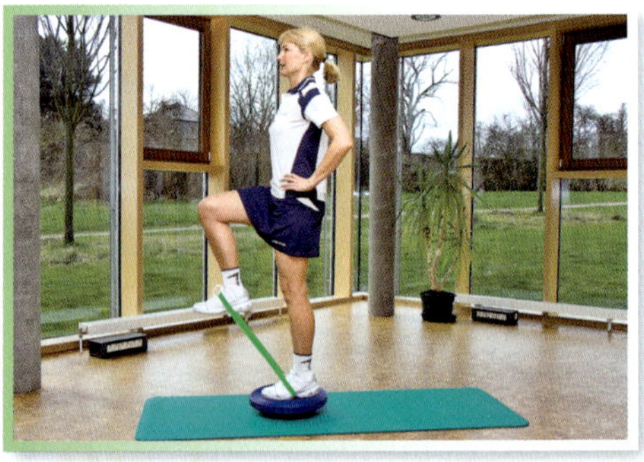

Muskulatur: Ganzkörperspannung

Trainingseffekt: Erhalt und Verbesserung der Ganzkörperspannung zur Verbesserung der Koordination und des Gleichgewichts unter labilen äußeren Einflüssen.

Variation 1: Das Spielbein mit dem Knie zur Brust hin anziehen.

3.2.4 Training mit einem Partner

Das Training in Partnerarbeit ist ein beliebtes methodisches Mittel. Die Trainierenden können sich gegenseitig korrigieren und auch motivieren. Im Koordinations- und Gleichgewichtstraining ist die Partnerarbeit zudem eine willkommene Alternative zu den herkömmlichen Übungsformen, da durch den Partner zusätzliche externe Einflüsse auf den Trainierenden ausgeübt werden können, die den Schwierigkeitsgrad und somit auch die Effektivität des Trainings steigern können.

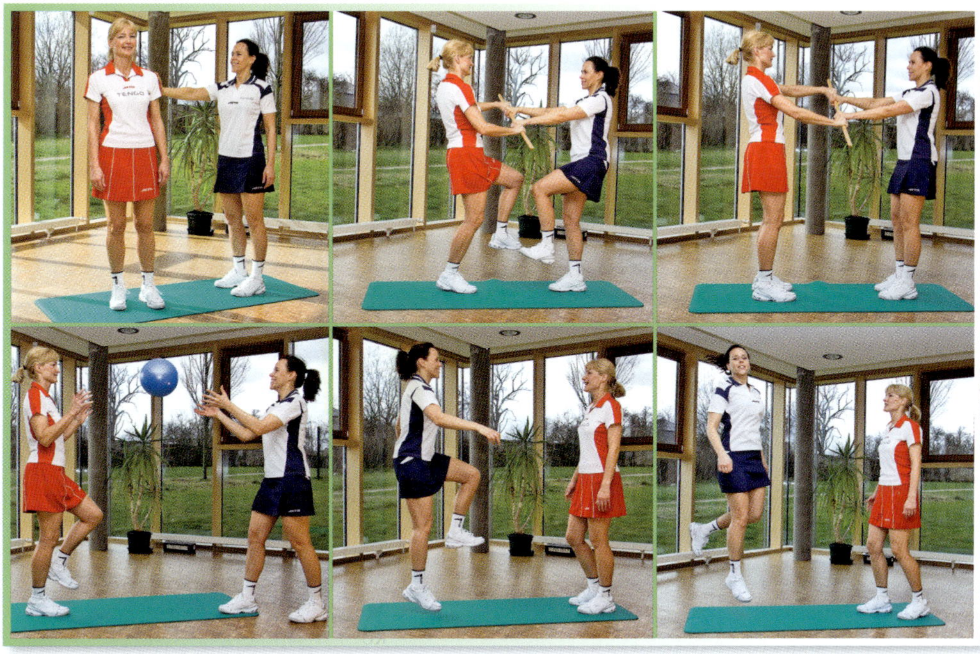

Übung 70

Ausgangsposition: Im Parallelstand steht der Trainierende etwa hüftbreit auf einer Matte (alternativ können auch Ballkissen oder Therapiekreisel als Standauflage genutzt werden). Die Knie sind leicht gebeugt, und der Rücken wird gerade gehalten. Die Arme hängen seitlich neben dem Körper, und der Blick ist geradeaus nach vorne gerichtet.

Übungsbeschreibung: Während der Trainierende versucht, seine Ausgangsposition stabil zu halten, wandert der Partner um ihn herum und gibt mit seinen Händen an unterschiedlichen Körperregionen (z.B. Schulter, Hüfte, Rücken, etc.) externe Druckimpulse, die das Verlassen der stabilen Ausgangsposition provozieren.

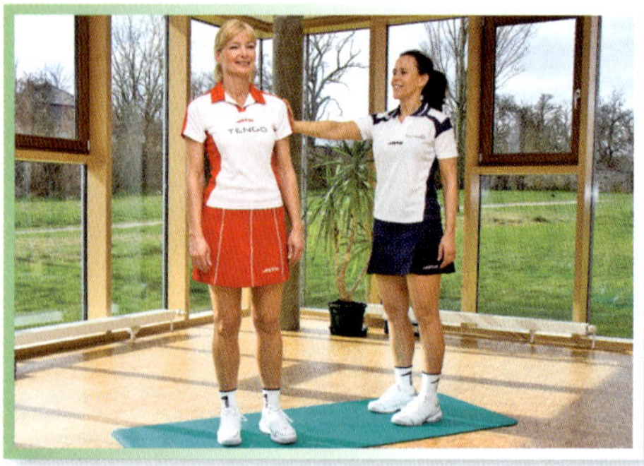

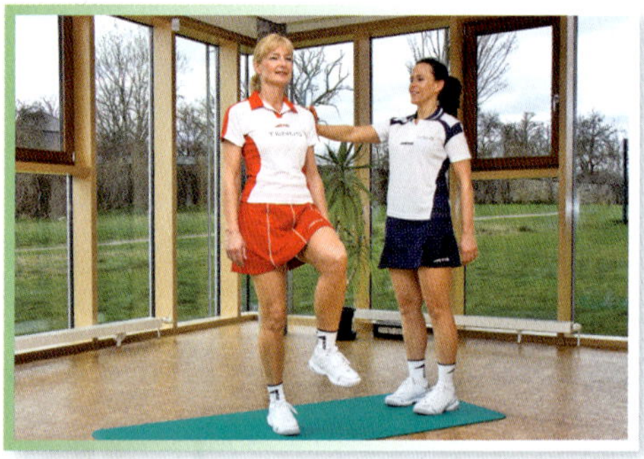

Muskulatur: Ganzkörperspannung

Trainingseffekt: Erhalt und Verbesserung der Ganzkörperspannung zur Verbesserung der Koordination und des Gleichgewichts unter externen Einflüssen.

Variation 1: Einbeinige Ausgangsstellung

Übung 71

Ausgangsposition: Im Parallelstand stehen sich beide Partner etwa hüftbreit, im Abstand von einem bis eineinhalb Metern, auf einer Matte gegenüber (alternativ können auch Ballkissen oder Therapiekreisel als Standauflage genutzt werden). Die Arme beider Partner sind dabei nach vorne gestreckt. Sie halten mit den Händen einen Stab auf Brusthöhe in der Waagerechten. Die Knie sind leicht gebeugt, und der Rücken wird gerade gehalten. Der Blick ist geradeaus nach vorne gerichtet.

Übungsbeschreibung: Während ein Partner als Impulsgeber versucht, die Ausgangsposition des Stabes durch externe Zug-, Druck- oder Rotationsimpulse zu verändern, versucht der andere Partner dies zu verhindern, indem er die Position stabilisiert.

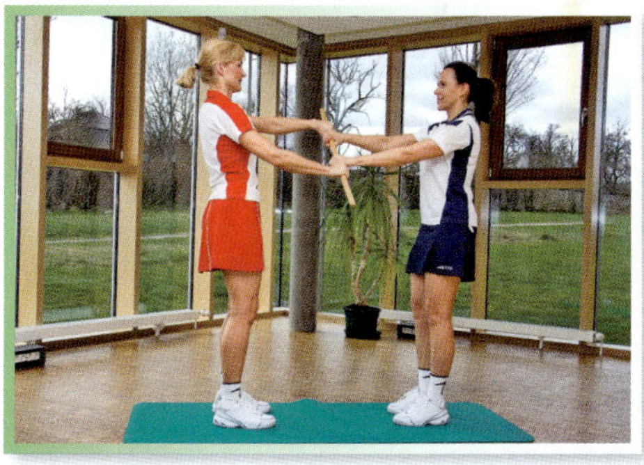

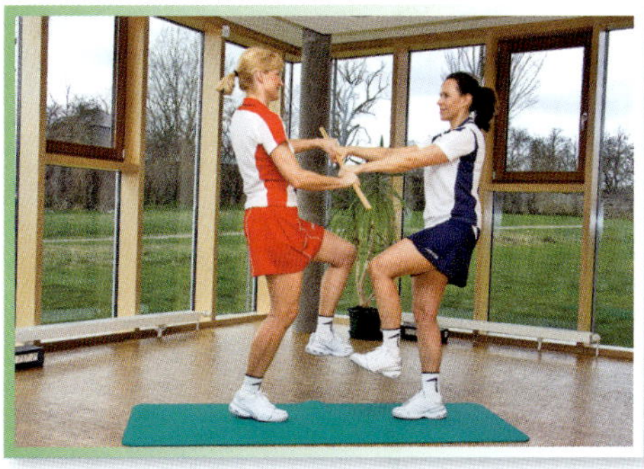

Muskulatur: Ganzkörperspannung

Trainingseffekt: Erhalt und Verbesserung der Ganzkörperspannung zur Verbesserung der Koordination und des Gleichgewichts unter externen Einflüssen.

Variation 1: Einbeinige Ausgangsstellung

Übung 72

Ausgangsposition: Im Parallelstand steht der Trainierende etwa hüftbreit auf einer Matte. Die Knie sind leicht gebeugt, und der Rücken wird gerade gehalten. Die Arme hängen seitlich neben dem Körper, und der Blick ist geradeaus nach vorne gerichtet.

Übungsbeschreibung: Während der Trainierende durch das Imitieren einer Laufbewegung abwechselnd die Füße vom Boden löst, gibt der Partner irgendwann das Kommando zum Stoppen. Damit erhält der Trainierende das Signal, sofort auf dem nun belasteten Fuß stehen zu bleiben und diese Position zu stabilisieren. Erst nach sicherem Stand kann er erneut die Laufbewegung imitieren. Laufen und Stoppen ergeben einen Bewegungsrhythmus.

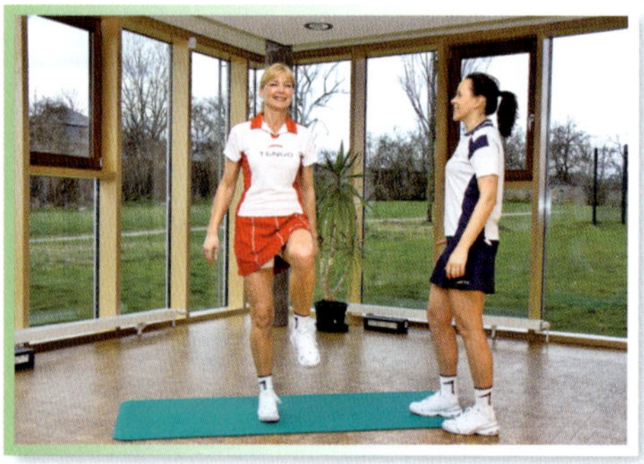

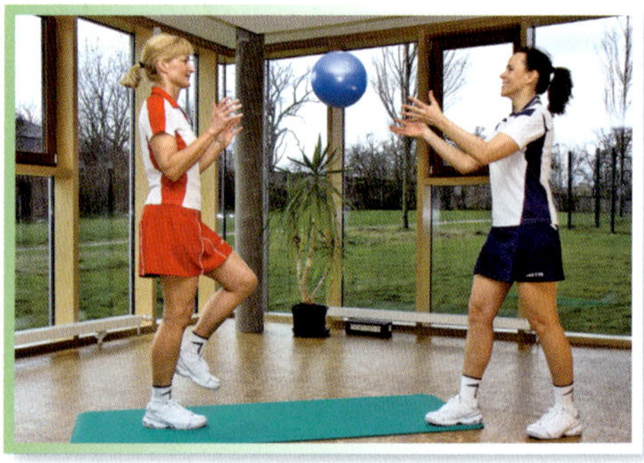

Muskulatur: Ganzkörperspannung

Trainingseffekt: Erhalt und Verbesserung der Ganzkörperspannung zur Verbesserung der Koordination und des Gleichgewichts unter externen Einflüssen.

Variation 1: Zuwerfen eines Balles in der Stopp-Position

Übung 73

Ausgangsposition: Im Parallelstand steht der Trainierende etwa hüftbreit auf einer Matte. Die Knie sind leicht gebeugt, und der Rücken wird gerade gehalten. Die Arme hängen seitlich neben dem Körper, und der Blick ist geradeaus nach vorne gerichtet.

Übungsbeschreibung: Auf Kommando des Partners springt der Trainierende nach oben ab und bekommt noch in der Luft eine Vorgabe zur einbeinigen Landung auf links oder rechts. Dabei gilt es, den Einbeinstand nach der Landung zu stabilisieren. Erst nach sicherem Stand wird der Parallelstand erneut eingenommen. Abspringen und Landen ergeben einen Bewegungsrhythmus.

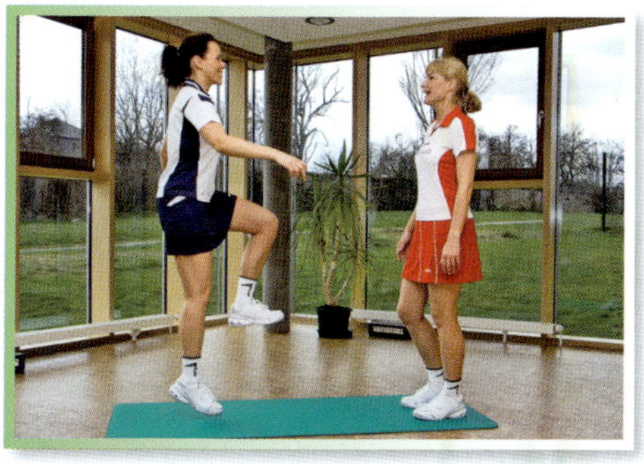

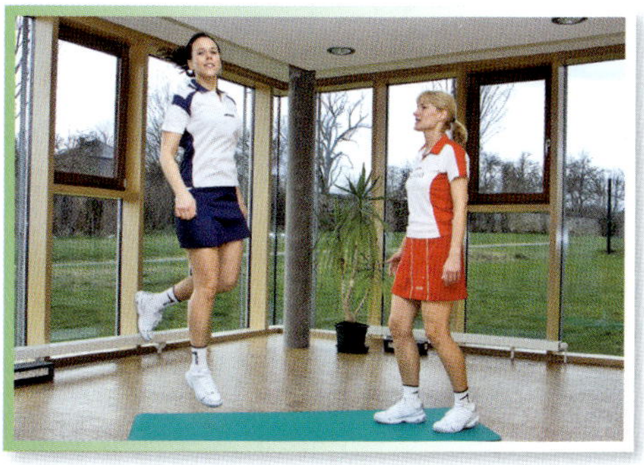

Muskulatur: Ganzkörperspannung

Trainingseffekt: Erhalt und Verbesserung der Ganzkörperspannung zur Verbesserung der Koordination und des Gleichgewichts unter externen Einflüssen.

Variation 1: Hinzunahme von Rotationsbewegungen vor der Landung (z.B. 90° nach rechts/links)

4. Literatur

Borg, G. (1998). *Borg's perceived exertion and pain scales.* Champaign.

Brehm, W., Bös, K., Opper, E., Saam J. (2002). *Gesundheitssportprogramme in Deutschland.* Schorndorf.

Brehm, W., Buskies, W., Tiemann, M. (2005). *Rückentraining – sanft und effektiv.* Aachen.

Brehm, W., Pahmeier, I., Tiemann, M. (2001). *Gesund und Fit – Gesundheitssportprogramme für Erwachsene.* Schorndorf.

Brehm, W., Pahmeier, I., Tiemann, M., Ungerer-Röhrich, U., Wagner, P., Bös, K. (2002). *Psychosoziale Gesundheitsressourcen.* Frankfurt/M.

Effenberg, A. O. (2003). *Unbewusste Wahrnehmungsfunktionen bei der Bewegungsregulation.* In: Mechling H., Munzert, J. (2003). Handbuch Bewegungswissenschaft – Bewegungslehre. Schorndorf.

Gollhofer, A., Gruber, M., Bruhn, S. (2003). *Muskelphysiologie.* In: Mechling H., Munzert, J. (2003). Handbuch Bewegungswissenschaft – Bewegungslehre. Schorndorf.

Heuer, H., Konczak, J. (2003). *Bewegungssteuerung – Bewegungskoordination.* In: Mechling H., Munzert, J. (2003). Handbuch Bewegungswissenschaft – Bewegungslehre. Schorndorf.

Jendrusch, G., Brach, M. (2003). *Sinnesleistungen im Sport.* In: Mechling H., Munzert, J. (2003). Handbuch Bewegungswissenschaft – Bewegungslehre. Schorndorf.

Kunert, C. (2008). *Dehnen – Lockern – Entspannen. Fit und gesund durch richtiges Stretching.* Wiebelsheim

Mechling, H. (2003). *Von korrdinativen Fähigkeiten zum Strategie-Adaptions-Ansatz.* In: Mechling, H., Munzert, J. (2003). Handbuch Bewegungswissenschaft – Bewegungslehre. Schorndorf.

Der Autor

Christian Kunert

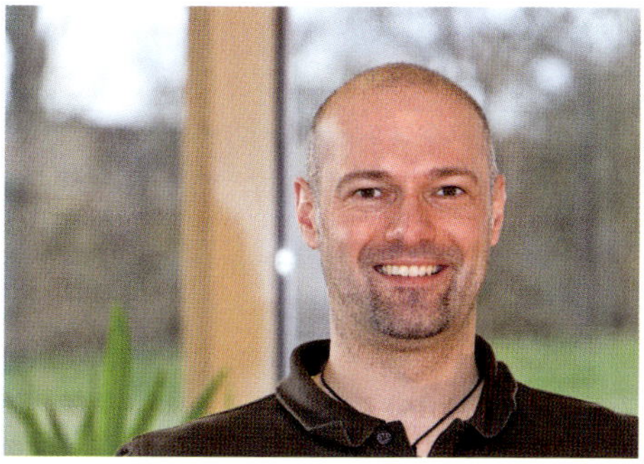

Christian Kunert, geb. 1971, Dipl.-Sportwissenschaftler und examinierter Sportlehrer, lizensierter Handballtrainer sowie Rückenschullehrer, seit 1995 im Gesundheitssport und Gesundheitsmanagement tätig, seit 2000 Schulungsreferent für Trainingswissenschaft, Sportmedizin und Gesundheitssport in verschiedenen Verbänden und Unternehmen, seit 2002 Sportreferent der AOK Westfalen-Lippe.

Christian Kunert

Dehnen – Lockern – Entspannen

Fit und gesund durch richtiges Stretching

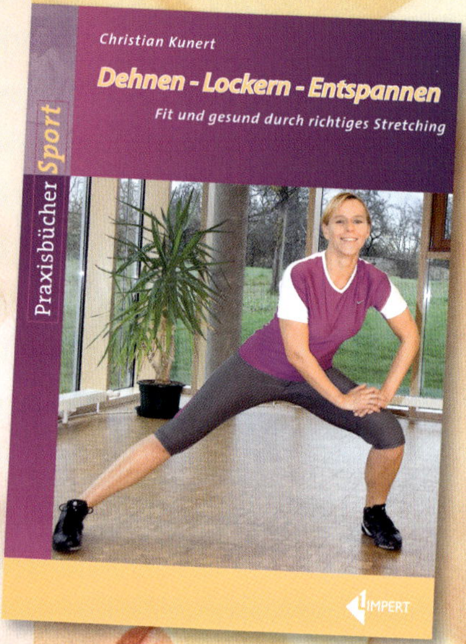

Richtiges Stretching – und zwar in Verbindung mit Entspannungsübungen – sollte fester Bestandteil jedes sportlichen Trainings und des Gesundheitssports sein. Dieses Buch beschreibt die Formen und Wirkungen des Dehnens und gibt im Anschluss methodische Hinweise, wie Dehn- und Entspannungsübungen erfolgreich in den Trainingsalltag integriert werden können.

2008. 100 S., 97 farb. Fotos, kt.
ISBN 978-3-7853-1749-5
Best.-Nr. 343-01749

€ 14,95

Hans-Dieter Kempf

Ganzkörpertraining

Kraft – Beweglichkeit – Koordination

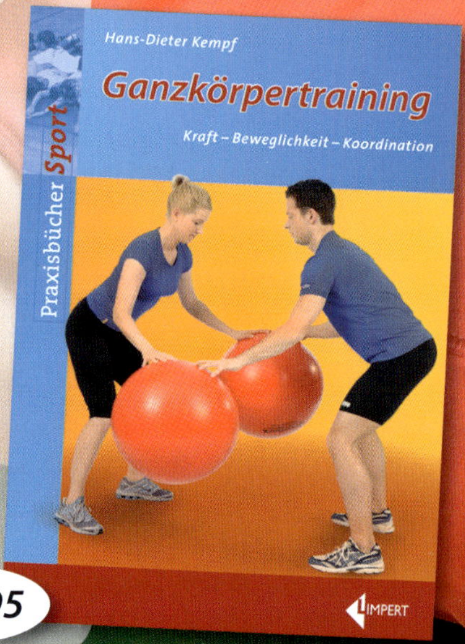

Im Gesundheitssport spielt die Verbesserung von Kraft, Beweglichkeit und Koordination eine dominante Rolle. Dies gilt vor allem in Kursen zur Rückenschule und Wirbelsäulengymnastik, aber auch im allgemeinen Fitnesstraining.
Diese Übungssammlung zeigt, wie ein ausgewogenes, auf die gesamte Körpermuskulatur zielendes Training aufgebaut sein muss. Dabei wird nicht nur die Durchführung beschrieben, sondern es wird auch jeweils erklärt, warum welche Übung in welchem Zusammenhang sinnvoll ist.

2009. 152 S., zahlr. farb. Abb., kt.
ISBN 978-3-7853-1772-3
Best.-Nr. 343-01772

€ 14,95

*Preisänderungen vorbehalten

LIMPERT

Limpert Verlag GmbH
Industriepark 3 · 56291 Wiebelsheim
Tel. 06766/903-160 · Fax 06766/903-320
E-Mail: vertrieb@limpert.de · www.verlagsgemeinschaft.com